Dieta Baja en Carbohidratos

Libro de Cocina para

Principiantes

Por Logan Thomas

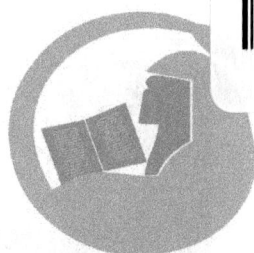

EFFINGO
Publishing

Para más libros, visite:

EffingoPublishing.com

Descargar otro libro gratis

Queremos agradecerle por comprar este libro y ofrecerle otro (tan largo y valioso como este), "*Errores de salud y de acondicionamiento físico que no sabe que está cometiendo*", completamente gratis.

Visite el siguiente enlace para inscribirse y recibirlo:

www.effingopublishing.com/gift

En este libro, analizaremos los errores más comunes de salud y acondicionamiento físico, que usted probablemente está cometiendo en este momento, y le revelaremos cómo puede ponerse fácilmente en la mejor forma de su vida.

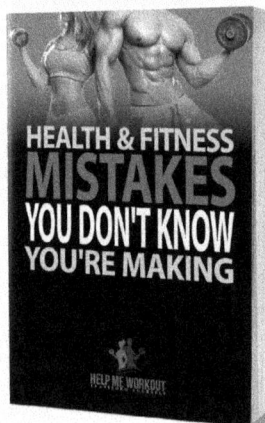

Además de este valioso regalo, usted también tendrá la oportunidad de recibir nuestros nuevos libros gratis, participar en sorteos y recibir otros valiosos correos electrónicos de nuestra parte. De nuevo, visita el enlace para registrarte:

www.effingopublishing.com/gift

Tabla de Contenidos

INTRODUCCIÓN

Antes de comenzar, le recomiendo que se una a nuestro boletín informativo por correo electrónico para recibir información actualizada sobre los próximos lanzamientos de nuevos libros o promociones. Puede registrarse gratis y, como bono, recibirá un regalo. Nuestro libro *"Errores en la salud y el acondicionamiento físico que no sabe que está cometiendo"*. Este libro ha sido escrito para desmitificar, exponer lo que se debe y lo que no se debe hacer, y finalmente equiparle con la información que necesita para estar en la mejor forma de su vida. Debido a la abrumadora cantidad de desinformación y mentiras que cuentan las revistas y los autoproclamados "gurús", cada vez es más difícil obtener información fiable para ponerse en forma. A diferencia de tener que pasar por docenas de fuentes tendenciosas y poco confiables para obtener información sobre su salud y estado físico. Todo lo que necesita para ayudarle se ha desglosado en este libro para que lo siga fácilmente y obtenga resultados inmediatos para alcanzar sus objetivos de acondicionamiento físico deseados en el menor tiempo posible.

Una vez más, para suscribirse a nuestro boletín informativo gratuito por correo electrónico y recibir una copia gratuita de este valioso libro, por favor visite el enlace e inscríbase ahora: www.effingopublishing.com/gift

Qué Comer y Qué Evitar

Como personas con antojos de vez en cuando, tendemos a buscar una solución más rápida para las preparaciones de comida rápida como hamburguesas, pizzas y, a veces, otras comidas caseras. Haciendo caso omiso de nuestra salud, nos conformamos con la comodidad pero sin preocuparnos. Pero hay una solución...Y es tan conveniente como las comidas rápidas y tan fácil de acostumbrarse.

El trigo ha estado encontrando su camino a nuestros platos desde el desayuno, hasta el almuerzo y finalmente la cena. Como ayuda a mantener nuestra barriga llena, también nos impide perder peso y mantenernos en forma. Se debe evitar el pan como alimento general de todos los alimentos relacionados con los carbohidratos. Afortunadamente, hay un reemplazo adecuado, y es tef. Si usted ha oído hablar de la quinua (una alternativa de arroz, pasta), el tef tiene un 20% más de nutrientes que promueven la pérdida de peso, como la alta fibra, y también se informa que el tef tiene más proteínas que la quinua. Aunque hay otros sustitutos para el pan (diferentes tipos), el tef es el más eficiente.

Otra cosa crítica que me gustaría añadir es la sección de frutas. Imagínese esto, Sandra y Emily son amigas de la escuela secundaria y están teniendo una reunión con el resto de sus compañeras de clase. Sandra tiene algo de grasa en la barriga de la que le gustaría deshacerse. Ambas quieren comer afuera. A Sandra le encanta las frutas, así que siempre pide jugo. La reunión es en dos semanas, y Sandra quiere aprovecharla al máximo. Desafortunadamente, en vez de perder peso, ella gana una o dos libras. ¿Cómo sucedió esto? Porque la mayoría de las veces, a los restaurantes y cafés les gusta poner un poco más de azúcar y cosas para hacer sus bebidas más agradables y esclavizar sus papilas gustativas. No quiere ser esa persona cuya motivación se pierde debido a algunas decisiones rudimentarias. Es por eso que estamos aquí para ayudarle. Frutas como las naranjas y el kiwi son tan bajos en calorías que el cuerpo quema más calorías de lo normal. También hay algunas verduras que hacen un mejor trabajo en términos de metabolismo y pérdida de peso que algunas frutas.

Las verduras como el repollo, promueven la sensación de tener el estómago lleno y promueven una eliminación más rápida de los desechos. Por otro lado, algunas zanahorias ayudan al hígado en la secreción biliar (en otras palabras, en la pérdida de peso).

Beneficios y riesgos para la salud

Érase una vez, en el Jardín del Edén, un hombre y una mujer tenían la ventaja de tener todo tipo de comida a una distancia que se podía recorrer a pie. Se les dijo que todos los alimentos que veían eran adecuados para ellos (excepto ese árbol, no lo tengan en cuenta por ahora). Hoy en día, por muy beneficiosos que sean, algunos alimentos pueden causar más daño si se toman más allá de un uso limitado.

Las cebollas; La mayoría de las veces las comemos con comida frita y sólo por esta vez diré que está bien. Las cebollas son útiles para reducir la depresión, alta en vitaminas; incluso hay alguna información de que previene el cáncer. Pero cuando se come demasiado, puede causar problemas estomacales como hinchazón, calambres e incluso úlceras. Se dice que las frutas y verduras son ricas en nutrientes cuando se consumen crudas. En este caso, creo que está bien dejar que algunos de los nutrientes pasen por un proceso de cocción.

Las piñas son tan efectivas como lo son; también podrían ser dañinas. Comer demasiada piña puede tener consecuencias como diarrea, náuseas, vómitos, dolor abdominal o acidez estomacal. Esto se debe a su alta cantidad de vitamina C.

Aquí compartiremos con usted más de 50 recetas comprobadas (bajas en carbohidratos) para quemar grasa y bajar de peso, que incluyen desayuno, almuerzo, cena y comidas por la noche

RECETAS PARA EL DESAYUNO

Rollitos de tocino, huevo y queso

Ingredientes:

- 6 huevos grandes
- 2 cucharadas de leche
- ¼ ajo en polvo
- sal kosher
- Pimienta negra recién molida
- 1 cucharada de mantequilla
- 1 cucharada de cebollino finamente picado
- 12 rebanadas de tocino
- 2 tazas de queso cheddar rallado

Preparación:

1. Mezcle los huevos, la leche, el ajo en polvo, la sal y la pimienta en un tazón grande.

2. Derrita la mantequilla en la sartén (a fuego medio), añada la mezcla a la sartén y remueva durante 3 minutos.

3. Ponga las tiras de tocino en un plato. Espolvoree las partes inferiores del tocino con queso cheddar y las partes superiores con una cucharada de la mezcla revuelta.

4. Coloque los rollos en la sartén. Cocine hasta que todos los lados estén crujientes.

Información nutricional:

- Por porción: 389 Calorías

- 26.3 gramos de grasa total

- 10.6 gramos de grasas saturadas

- 330 miligramos de colesterol

- 1172 miligramos de sodio

- 2.6 gramos de carbohidratos totales

- 0.1 gramo de fibra dietética

- 1.3 gramos de Azúcares

- 34.1 gramos de Proteína

- Vitamina D 141%.

- Calcio 22%

- Hierro 11

- Potasio 7

Tazas de Huevo de Jamón y Queso

Ingredientes:

- Aerosol de cocina para la sartén
- 12 lonchas de jamón
- 1 taza de queso cheddar rallado
- 12 huevos grandes
- Sal Kosher
- Pimienta negra recién molida
- Perejil fresco picado, para adornar
- Molde para panecillos de 12 tazas

Preparación:

1. Antes de empezar, caliente el horno a 400 grados Fahrenheit.

2. Rocíe un molde para panecillos de 12 tazas con el aerosol de cocina.

3. Ponga las rebanadas de jamón en cada molde de panecillos para formar una taza. Espolvoree el queso cheddar y rompa un huevo en cada taza. Añada sal y pimienta.

4. Ponga en el horno de 12 a 15 minutos.

5. Sirva el plato con el perejil fresco picado a su gusto.

Información nutricional:

- Por porción: 340 calorías
- 12 gramos de proteína
- 10 gramos de carbohidratos

- 7 gramos de fibra
- 1 gramo de azúcar
- 30 gramos de grasa
- 9 gramos de grasa saturada
- 240 miligramos de sodio

Gofres mágicos Bajos en

Carbohidratos

Ingredientes:

- 6 huevos grandes
- 2 plátanos machacados
- 2 cucharadas de mantequilla de almendras sin azúcar
- sal kosher
- ½ cucharadas de canela molida
- Aerosol de cocina
- ½ cucharada de mantequilla de coco
- ½ cucharada de mantequilla de almendra
- ¼ plátano, cortado en rodajas
- ½ cucharada de nueces picadas
- 1 cucharada de jarabe de arce o néctar de coco
- Plancha de gofres
- Bateador (según sea necesario)

Preparación:

1. Antes de empezar, caliente la plancha para gofres.

2. Mezcle los huevos, los plátanos, la mantequilla de almendra, la harina integral, la canela y la sal.

3. Rocíe la plancha para gofres con Aerosol de cocina.

4. Agregue la masa y cocine hasta que esté dorada.

5. Ponga los gofres en el refrigerador en un recipiente que se pueda volver a cerrar y sírvalos con los ingredientes deseados (mantequilla de coco, nueces, jarabe de arce, néctar de coco)

Información nutricional

- Por porción: 248 calorías

- Grasa total 14.4 gramos

- Grasa saturada 3.2 gramos

- Cholesterol 279 miligramos

- Sodio 146 miligramos

- Carbohidratos totales 20.2 gramos

- Fibra dietética 3,2 gramos

- Azúcares totales 11,3 gramos

- Proteína 12,5 gramos

- Vitamina C 26 microgramos

- Calcio 58 miligramos

- Hierro 4 miligramos

- Potasio 406 miligramos

Tacos de Tocino

Ingredientes:

- 16 rebanadas de tocino
- Pimienta negra recién molida
- 6 huevos grandes
- 1 cucharada de leche entera
- 1 cucharada de mantequilla
- sal kosher
- 2 cucharadas de cebollino picado
- ¼ jack de Monterey triturado
- 1 aguacate
- Salsa picante

Preparación:

1. Antes de comenzar, caliente el horno a 400 grados Fahrenheit y coloque una lámina de aluminio.

2. Haga que el tocino tome la forma de cuadrados (4 rebanadas de tocino cada uno).

3. Agregue pimienta a los cuadritos de tocino.

4. Coloque las 3 rebanadas cuadradas de tocino en el horno y hornee de 30 a 35 minutos hasta que estén crujientes.

5. Mezcle los huevos con la leche en un bol.

6. Derrita la mantequilla en una sartén (sartén en forma de cuenco) y luego vierta la mezcla de leche y huevo.

7. Mezcle cuidadosamente con una espátula.

8. Una vez cocidos los huevos, añada sal y pimienta.

9. Después de 30 a 35 minutos, utilice un cuchillo para cortar las rebanadas de tocino para darles formas redondeadas.

10. Después de todos los demás pasos, coloque los huevos revueltos dentro del tocino (3 de ellos). Espolvoree el queso, agregue unas cuantas rebanadas de aguacate y la salsa picante como cobertura.

Información nutricional:

- Por porción: 390 calorías

- 24 gramos de proteína

- 4 gramos de carbohidratos

- 2 gramos de fibra

- 1 gramo de azúcar

- 31 gramos de grasa

- 11 gramos de grasa saturada

- 720 miligramos de sodio

Coliflor Benedicto

Ingredientes:

- ½ cabeza de coliflor
- 6 huevos grandes
- 1 taza de queso cheddar rallado
- Una pizca de maicena
- sal kosher
- Pimienta recién molida
- 1 cucharada de aceite de oliva extra virgen
- Un chorrito de zumo de limón
- 1 barra de mantequilla derretida
- Una pizca de pimienta de cayena
- 2 rebanadas de tocino
- Páprika
- Cebollino

Preparación:

1. Antes de empezar, pique el cebollino y prepare el pimentón caliente.

2. Triture la coliflor en un rallador de cajas (caja trituradora).

3. Añada y mezcle la coliflor rallada y 1 huevo en un recipiente.

4. Agregue el queso cheddar y la maicena y sazone con sal.

5. Caliente el aceite en una sartén grande a temperatura media-alta.

6. Añada una cucharada de la mezcla de huevo de coliflor y de forma a las hamburguesas (Repetir hasta que el recipiente esté vacío).

7. Cocine la mezcla de huevo de coliflor hasta que esté crujiente con un color marrón: 5 minutos de cocción por un lado, luego voltee y cocine el otro lado por 5 minutos también.

8. Hierva el agua en una sartén y luego reduzca el fuego para que hierva a fuego lento.

9. Mientras se revuelve el agua - añada 1 huevo (no agrietado) para obtener una buena mezcla. Deje cocer durante 3 minutos.

10. Después, coloque el huevo en un plato, una toalla de papel o cualquier otro material para colocar los alimentos que le parezca conveniente. (Repita el proceso para 1 huevo más).

11. Con el agua restante en la cacerola, retire dos pulgadas de agua y reduzca la temperatura del fuego a fuego lento.

12. Coloque un recipiente a prueba de calor en la cacerola.

13. Añada 4 yemas de huevo y jugo de limón y mezcle

14. Agregue la mantequilla y revuelva en movimiento constante hasta que se forme una solución combinada, luego agregue sal y pimienta de cayena.

15. Sirva las hamburguesas de coliflor con tocino, huevos hervidos y la salsa holandesa con cebollino picado y pimentón.

Información nutricional:

- Por porción: 683 calorías

- 57 gramos de grasa

- 8 gramos de carbohidratos

- 2 gramos de fibra

- 35 gramos de Proteína

Quiche sin corteza

Ingredientes:

- 1 cucharada de mantequilla
- 8 onzas de champiñones cremini, cortados en rodajas finas
- 1 chalota
- 2 tazas de espinacas
- sal kosher
- Pimienta negra recién molida
- 8 huevos grandes
- ¼ tazas de leche entera
- ¼ tazas de tomates secos llenos de aceite, picados al sol
- Parmesano recién rallado

Preparación:

1. Antes de comenzar, caliente el horno a 375 grados Fahrenheit.
2. Derrita la mantequilla en una sartén a fuego medio.
3. Agregue los champiñones a la sartén y deje cocinar (sin mezclar) durante 2 minutos.
4. Empiece a remover los champiñones en la sartén durante 5 ó 6 minutos hasta que estén tiernos y dorados.
5. Agregue el chalote y cocine hasta que esté perfumado.

6. Agregue las espinacas y cocine 1 minuto más después de marchitarlas.

7. Agregue sal y pimienta.

8. Mezcle los huevos, la leche, los tomates y el parmesano en un tazón.

9. Ponga la mezcla de champiñones en el bol y agregue más sal y pimienta.

10. Vierta todo en un plato para pastel de 8 a 9 pulgadas y hornee hasta que los huevos estén cocidos de 18 a 20 minutos.

11. Después, déjelo enfriar (se recomiendan 3 minutos) y ya está listo para servir.

Información nutricional

- Por porción: 217.6 calorías
- 15.1 gramos de grasa
- 7.5 gramos de grasas saturadas
- 0.7 gramos de grasas poliinsaturadas
- 3 gramos de grasas monoinsaturadas
- 184.6 miligramos de colesterol
- 597 miligramos de sodio
- 52.6 miligramos de Potasio
- 3.7 gramos de carbohidratos totales
- 0.4 gramos de fibra dietética
- 1.6 gramos de Azúcares
- 17.1 gramos de Proteína
- Vitamina A 19

- Vitamina B-12 4,5
- Vitamina B-6 2,4%.
- Vitamina C 9,2%.
- Vitamina D 6,9%.
- Vitamina E 2,4%.
- Calcio 25.1%
- Cobre 0.5%
- Folato 4.7
- Hierro 4.2%
- Magnesio 0,4%.
- Niacina 0,0%.
- Ácido pantoténico 4,1%.
- Fósforo 5.8%.
- Riboflavina 4,9%.
- Selenio 10,1 %.
- Tiamina 1,7%.
- Zinc 2.1%

Col de Bruselas con tocino

Ingredientes:

- 2 libras de coles de Bruselas
- 6 rebanadas de tocino
- 2 cucharadas de salsa de búfalo y más para servir
- ½ cucharada de ajo en polvo
- Una pizca de sal
- sal kosher
- Pimienta negra recién molida
- 6 huevos grandes de granja (tienen más beneficios para la salud)
- Cebollino fresco picado

Preparación:

- Antes de comenzar, caliente el horno a 425 grados Fahrenheit.
- Ponga las coles de Bruselas, el tocino, el aceite, la salsa de búfalo, el ajo en polvo y las hojuelas de pimiento rojo en un tazón grande.
- Hornee en el horno durante 15 minutos (hasta que el tocino esté crujiente y las coles de Bruselas estén tiernas).
- Haga 6 círculos vaciando los centros, agregue 1 huevo en cada centro y agregue sal y pimienta.
- Hornee los huevos de 8 a 10 minutos.
- Servir con cebollino y salsa de búfalo.

Información nutricional:

- Calorías: 113
- 6.9 gramos de grasa
- 6.8 gramos de carbohidratos
- 7.9 gramos de proteína

El mejor Shakshuka de la historia

- 1 cucharada de aceite de oliva
- ½ Cebolla pelada y picada
- 1 diente de ajo picado
- 1 pimiento sin semillas y picado
- 4 tazas de tomates maduros cortados en cubitos / 2 latas de 14 onzas de tomates cortados en cubitos
- 2 cucharadas de pasta de tomate
- 1 cucharadita de chile con leche en polvo
- 1 cucharadita de comino
- 1 cucharadita de pimentón
- Una pizca de pimienta de cayena (opción de añadir más para el gusto)
- Una pizca de azúcar (manténgala baja para evitar carbohidratos)
- Sal y pimienta
- 6 huevos
- ½ cucharada de perejil fresco picado (opcional para decorar)

Preparación:

1. Antes de empezar, caliente una sartén grande a fuego medio.
2. Caliente lentamente el aceite de oliva en la sartén).
3. Añada la cebolla y cocine hasta que se ablande.

4. Agregue el ajo y continúe cocinando hasta que haya un cambio en el aroma.

5. Añada el pimiento y cocine de 5 a 7 minutos a fuego medio hasta que se ablande.

6. Agregue la pasta de tomate y los tomates cortados en dados a la sartén. Revuelva hasta que se mezclen.

7. Agregue las especias y el azúcar, luego revuelva de 5 a 7 minutos hasta que hierva a fuego lento.

8. En esta fase, añada los accesorios opcionales para determinar el sabor.

9. Agregue los huevos en diferentes lugares del plato (directamente sin batir o mezclar con la mezcla en la sartén).

10. Cocine a fuego lento de 10 a 15 minutos. Nota: Asegúrese de que la salsa no reduzca demasiado.

11. (Opcional) Déjelo reposar un poco más para que la mezcla pueda solidificarse.

Frittata

Ingredientes:

- 6 huevos

- ½ cucharadita de sal marina fina

- Pimienta negra (molida)

- 8 onzas de flores de brócoli picado

- 3 cebollas verdes picadas,

- 2 onzas de queso cheddar rallado

- 1 taza de agua

- Aerosol de cocina

- Olla Instantánea

Preparación:

1. Mezcle los huevos, la sal, la pimienta negra, luego agregue el brócoli picado, las cebollas verdes y el queso cheddar.

2. Aplique aerosol de cocina en una sartén de 7 pulgadas y luego agregue la mezcla.

3. Vierta el agua (1 taza) en una olla instantánea y coloque un trébol sobre ella para mantener la olla por encima del agua.

4. Coloque la sartén con la mezcla de frittata encima del trébol y asegure la tapa, luego use la olla a presión o el botón manual de su máquina para cocinar a alta presión durante 10 minutos.

5. Después, deje que libere la presión durante otros 10 minutos (sin cocinar).

6. A continuación, abra el respiradero para liberar más presión (si queda alguna).

7. Retire la válvula después do quo la válvula flotante en la tapa caiga (lo que indica que es seguro retirarla). Nota: Tome precauciones al retirar la bandeja de frittata. Si ve líquido en la parte superior, se solidificará poco después de un poco de evaporación mientras se enfría.

8. Sirva el plato cortando la frittata en 4 rebanadas.

Información nutricional:

- Por porción: 92 calorías
- 1 gramo de carbohidratos
- 6 gramos de Proteína
- 6 gramos de grasa
- 2 gramos de grasa saturada
- 132 miligramos de colesterol
- 193 miligramos de sodio
- 97 miligramos de Potasio
- 475 Unidad Internacional
- 1.7 miligramos de vitamina C
- 80 miligramos de Calcio
- 0.7 miligramos de Hierro

Rollos de Jamón y Espárragos

Ingredientes:

- ½ libras de tallos de espárragos recortados
- 2 cucharadas de aceite de oliva
- sal kosher
- Pimienta negra recién molida
- 8 huevos grandes
- 3 cucharadas de mantequilla, dividida
- 2 cucharadas de cebollino finamente picado y más para adornar
- 8 lonchas de jamón
- 2 cucharadas de harina para todo uso
- 1/3 de taza de leche entera
- 2/3 taza de parmesano recién rallado (desmenuzado)
- Una pizca de nuez moscada

Preparación:

1. Antes de comenzar, caliente el horno a 400 grados Fahrenheit.

2. Remoje los espárragos con aceite en una bandeja metálica.

3. Agregue sal y pimienta.

4. Ase durante 10 minutos (hasta que estén tiernos).

5. Mientras tanto, derrita 1 cucharada de mantequilla a fuego medio en una sartén.

6. Mezcle los huevos en un cuenco y viertalos en la sartén y reduzca ligeramente el fuego.

7. Revuelva con una espátula.

8. Después de que los huevos estén cocidos, salpimentarlos.

9. Incorpore el cebollino y retire del fuego.

10. Coloque el jamón sobre una superficie (plato, tabla de cortar, etc.), y rellene los jamones con 2 cucharadas de huevos revueltos 2 a 3 espárragos.

11. Enrolle el jamón y colóquelo hacia abajo en una bandeja para hornear mediana. (Repita los pasos hasta que todos los huevos y espárragos sean usados.

12. Derrita la mantequilla en una cacerola a fuego medio.

13. Agregue la harina y mezcle frecuentemente mientras se cocina (hasta que la mezcla se oscurezca), luego agregue la leche.

14. Cocine a fuego lento hasta que la mezcla se espese un poco, luego siga cocinando por un minuto más.

15. Apague el fuego y añada, revuelva y derrita el parmesano.

16. Agregue sal y nuez moscada para darle sabor.

17. Vierta la mezcla sobre los rollos de jamón y HORNEE **EN EL HORNO** durante 2 ó 3 minutos (hasta que esté ligeramente dorada).

18. Servir y decorar con cebollino.

Información nutricional:

- Por porción: 53.7 calorías

- 3.1 gramos de grasa total

- 1.4 gramos de grasas saturadas

- 15.3 miligramos de colesterol
- 317,2 miligramos de sodio
- 1.6 gramos de carbohidratos totales
- 0.6 gramos de fibra dietética
- 0.4 gramos de Azúcares
- 5.1 gramos de proteína

Huevos de Pimiento Morrón

Ingredientes:

- 1 pimiento morrón, cortado en círculos de ¼ pulgadas
- 6 huevos
- sal kosher
- Pimientos negros recién molidos
- 2 cucharadas de cebollino picado
- 2 cucharadas de perejil picado

Preparación:

1. Antes de empezar, caliente una sartén a fuego medio y luego engrase ligeramente con rocío de cocina.

2. Agregue 1 círculo de pimiento a la sartén y cocine por un lado durante 2 minutos. Dele la vuelta, y luego rompa un huevo en el medio.

3. Agregue sal y pimienta, luego cocine hasta que el huevo esté cocido de 2 a 4 minutos.

4. Repita con los otros huevos, luego adorne con cebollino y perejil.

Información nutricional:

- Por porción: 121.5 Calorías
- 2.3 gramos de grasas saturadas
- 1.0 gramos de grasas poliinsaturadas
- 3.4 gramos de grasas monoinsaturadas
- 256 miligramos de colesterol
- 151 miligramos de Sodio

- 161.7 miligramos de Potasio
- 4 gramos de carbohidratos totales
- 1 gramo de fibra dietética
- 0 gramo de azúcar
- 8.6 gramos de proteína
- Vitamina A 63,9%.
- Vitamina B-12 10,4%.
- Vitamina B-6 10,4%.
- Vitamina C 155,8%.
- Calcio 5.5%
- Cobre 2.1%
- Folato 98%
- Hierro 6.2%
- Manganeso 3.7%.
- Niacina 1.5%
- Ácido pantoténico 8,0%.
- Ácido de fósforo 12.8%.
- Riboflavina 19,1%.
- Selenio 27.2%
- Tiamina 4.7%
- Zinc 5.1%

Rosquillas Cetogénicas

- 2 tazas de harina de almendras

- 1 cucharada de polvo de hornear

- 3 tazas de queso mozzarella rallado

- 2 onzas de queso crema

- 2 huevos grandes más 1 huevo grande ligeramente batido

- 3 cucharadas de condimento para rosquillas

Preparación:

1. Antes de comenzar, caliente el horno a 400 grados Fahrenheit.

2. Coloque 2 bandejas de metal con borde (hojas de horno) con papel de pergamino.

3. Mezcle la harina de almendras con el polvo de hornear en un tazón grande.

4. Mezcle el queso mozzarella y el queso crema en otro recipiente mediano (que pueda resistir el microondas) y cueza en el microondas durante 30 segundos, luego remueva por un total de 2 minutos.

5. Raspe la mezcla en el bol con la mezcla de harina de almendras y añada los dos huevos, mézclelos bien.

6. Divida la masa en 8 porciones y enrolle cada una en una bola.

7. Déle forma a cada una de ellas en forma de rosquilla y colóquelas en las bandejas de metal.

8. Cepille la parte superior de cada rosquilla con huevo batido y espolvoree con todo el condimento para rosquillas.

9. Hornee las rosquillas en la rejilla del medio durante 20 a 24 minutos (hasta que la rosquilla se vuelva dorada). Déjelo enfriar (se recomiendan 10 minutos).

Información nutricional:

- Por porción: 449 Calorías

- 35.5 gramos de grasa

- 10 gramos de carbohidratos

- 4 gramos de fibra

- 27.8 gramos de fibra

Pizza Cetogénica con Salchichas

Ingredientes:

- Aerosol de cocina para sartén
- 1 cucharada de aceite de oliva
- 2 huevos grandes
- sal kosher
- Pimienta negra recién molida
- ¼ taza de salsa para pizza, dividida
- ¼ taza de mozzarella rallada, dividida
- 10 mini salchichas
- Parmesano recién rallado (rallado)
- Orégano seco

Preparación:

1. Ponga aerosol de cocina en una sartén mediana y en el interior de la tapa de un frasco (frasco de vidrio), y caliente la sartén a fuego medio.

2. Ponga el frasco en el centro de la sartén y rompa 1 huevo dentro de ella.

3. Añada la mitad de la salsa para pizza, la mitad del queso y la mitad del pepperoni. Cubra con la tapa y cocine hasta que la clara de huevo esté lista y el queso esté derretido, de 4 a 5 minutos. (Repita con el resto de los ingredientes).

4. Cubra con parmesano y orégano, sazone con sal y pimienta, y sirva.

Tazas de Huevo con Calabaza

Ingredientes:

- 2 calabacines, pelados en tiras
- ¼ libra de jamón picado
- ½ tazas de tomates cherry, cortados en cuartos
- 8 huevos
- ½ tazas de crema espesa
- sal kosher
- Pimienta negra recién molida
- ½ cucharada de orégano seco
- 1 taza de una pizca de hojuelas de pimiento rojo
- 1 taza de queso cheddar rallado
- Lata de panecillos
- Aerosol de cocina

Preparación:

1. Antes de comenzar, asegúrese de que los calabacines se pelan en tiras y que los jamones se cortan en trozos. Caliente el horno a 400 grados Fahrenheit y rocíe un molde para magdalenas con rocío de cocina.

2. Coloque las tiras de calabacín dentro del panecillo (en forma de corteza) y espolvoree jamón y tomates cherry dentro de cada corteza.

3. Mezcle los huevos, la crema, el orégano y las hojuelas de pimienta roja y sazone con sal y pimienta en un tazón y añada sal y pimienta.

4. Vierta la mezcla sobre el jamón y los tomates dentro de las tiras de calabacín.

5. Hornee todo por 30 minutos (los huevos darán señales de estar hechos).

Información nutricional:

- Por porción: 197.4 Calorías

- 13.7 gramos de grasa total

- 6 gramos de grasas saturadas

- 2.1 gramos de grasas poliinsaturadas

- 4.2 gramos de grasas monoinsaturadas

- 370 miligramos de colesterol

- 203.1 miligramos de sodio

- 289.4 miligramos de Potasio

- Carbohidratos totales 5.9 gramos

- 2.1 gramos de fibra dietética

- 0.8 gramos de Azúcares

- 13.4 gramos de proteína

- Vitamina A 22,1%.

- Vitamina B-12 16%

- Vitamina B-6 11,8%.

- Vitamina C 6,2%.

- Vitamina C 20%.

- Vitamina E 0,4%.

- Calcio 8.6%

- Cobre 2.7%

- Folato 14.8%
- Hierro 9.6%
- Magnesio 3.1%
- Manganeso6.5%
- Niacina 1.2%
- Ácido pantoténico 0,8%.
- Fósforo 23,9%.
- Riboflavina 21,4%.
- Selenio 0,6%.
- Tiamina 2,0%.
- Zinc 8.9%

Cereal Cetogénico

Ingredientes:

- Aerosol de cocina
- 1 taza de almendras picadas
- 1 taza de nueces, picadas
- 1 taza de copos de coco sin azúcar
- ¼ taza de semillas de sésamo
- 2 cucharadas de semillas de lino
- 2 cucharadas de semillas de chía
- ½ cucharada de clavo molido
- ½ cucharadita de canela molida
- 1 cucharadita de extracto puro de vainilla
- 1 cucharadita de sal kosher
- 1 huevo blanco grande
- ¼ Aceite de coco fundido

Preparación:

1. Antes de comenzar, caliente el horno a 350 grados Fahrenheit y engrase una bandeja para hornear con rocío de cocina.

2. Mezcle las almendras, nueces, copos de coco, semillas de sésamo, semillas de lino y semillas de chía en un tazón grande.

3. En un recipiente aparte, bata el huevo hasta que se vean las espumas y añada a la mezcla, luego revuelva en la granola.

4. Agregue el aceite de coco y revuelva hasta que se forme una sola textura.

5. Vierta sobre la bandeja de metal preparada (hoja para hornear) y extiéndala en una capa uniforme.

6. Hornee de 20 a 25 minutos (o hasta que el color se vuelva dorado).

7. Revuelva lentamente y deje que se enfríe por completo.

Información nutricional:

- Por porción: 90 Calorías

- 3.5 gramos de grasa total

- 0 gramos de grasas saturadas

- 0 gramos de grasas trans

- 0 miligramos de Colesterol

- 90 gramos de Sodio

- 20 miligramos de Potasio

- 11 gramos de carbohidratos totales

- 6 gramos de fibra dietética

- 0 gramos de azúcar

- 10 gramos de Proteína

- Calcio 3.9%.

- Hierro 6.1%

Pizza para el desayuno baja en

carbohídratos

Ingredientes:

- 4 huevos grandes
- 2 ½ mozzarella rallada
- ¼ Parmesano rallado y algunos más para decorar (opcional)
- Sal Kosher
- Pimienta negra recién molida
- ¼ cucharadita de orégano seco
- Una pizca de hojuelas de pimiento rojo
- 2 cucharadas de salsa para pizza
- ¼ mini pepperoni
- ½ Pimiento verde picado

Preparación:

1. Antes de comenzar, caliente el horno a 400 grados Fahrenheit y forre una bandeja metálica (hoja para hornear) con papel de pergamino.

2. Mezcle los huevos, 2 tazas de mozzarella y el parmesano en un tazón.

3. Revuelva hasta que se mezclen, luego agregue la sal, la pimienta, el orégano y las hojuelas de pimiento rojo.

4. Esparza la mezcla en una bandeja para hornear de ½ pulgadas de grosor.

5. Hornee a 12 minutos (hasta que estén ligeramente dorados).

6. Esparza la salsa de pizza sobre la masa horneada. Cubra con el resto de mozzarella, pepperoni y pimiento morrón.

7. Hornee la pizza durante unos 10 minutos (hasta que el queso y la corteza estén crujientes),

8. Añadir parmesano por encima y finalmente sirva.

Información nutricional:

- Por porción: 300 Calorías (4 rebanadas)

- 25 gramos de grasa total

- 622 miligramos de sodio

- 6 gramos de carbohidratos totales

- 27 gramos de Proteína

Huevos en taza con jalapeño

Ingredientes:

- 12 rebanadas de tocino
- 10 huevos grandes
- ¼ taza de crema agria
- ½ taza de Cheddar rallado
- ½ taza de mozzarella rallada
- 2 jalapeños, 1 picado y 1 rebanada fina
- 1 cucharadita de ajo en polvo
- sal kosher
- Pimienta negra recién molida
- Aerosol de cocina (para sartén antiadherente)

Preparación:

1. Antes de comenzar, caliente el horno a 375 grados Fahrenheit.

2. Cocine el tocino en una sartén a fuego medio (hasta que el color cambie a un poco marrón).

3. Use una toalla de papel para escurrir el tocino del aceite.

4. Bata los huevos, la crema agria, los quesos, el jalapeño picado y el ajo en polvo en un tazón grande.

5. Sazone con sal y pimienta.

6. Rocíe el molde de panecillos con aerosol de cocina y coloque cada tocino en cada taza de molde.

7. Vierta la mezcla en cada taza de lata (2/3 rellenos) y agregue la rebanada de jalapeño en la parte superior para cada uno.

8. Hornee durante 20 minutos (hasta que los huevos ya no se vean mojados). Deje enfriar un poco antes de sacarlo del molde para panecillos. Servir.

Información nutricional:

- Por porción: 157 Calorías

- 12 gramos de grasa total

- 1 gramo de Carbohidratos totales

- 9 gramos de Proteína

Espaguetis de calabaza a la boloñesa

Ingredientes:

- 1 calabaza grande de espagueti
- 3 cucharadas de aceite de algas
- 1 y ¼ cucharaditas de sal marina (1 es para el gusto)
- ½ Cebolla amarilla mediana picada
- 5 dientes de ajo picados
- 1 cucharada de orégano seco
- 1 cucharada de perejil seco
- 2 cucharaditas de tomillo seco
- 2 cucharaditas de romero seco
- 2 cucharaditas de albahaca seca
- ¼ cucharadita de cayena
- 1 libra de carne molida
- 28 onzas de tomates triturados en lata
- 3 cucharadas de pasta de tomate
- 2 cucharaditas de sirope de arce puro (opcional)

Preparación:

1. Antes de comenzar, caliente el horno a 415 grados Fahrenheit.

2. Corte la punta y la cola de la calabaza espagueti y use una cuchara para sacar las semillas.

3. Rocíe la carne con 1 cucharada de aceite de algas y espolvoree con ¼ cucharadita de sal marina.

4. Coloque la calabaza en una bandeja para hornear cortada hacia abajo y ase de 45 a 50 minutos, o hasta que esté muy tierna.

5. Mientras tanto, use una sartén grande a fuego medio para cocinar 2 cucharadas de aceite de algas.

6. Agregue la cebolla y cocine y revuelva por unos 8 minutos (hasta que la cebolla esté translúcida).

7. Agregue el ajo y las hierbas (orégano a través de la cayena) y continúe cocinando durante 3 minutos.

8. Añada la sal marina, los tomates triturados, la pasta de tomate y el jarabe de arce puro.

9. Abre paso a la carne molida en la sartén.

10. Cocine la carne por 3 minutos por ambos lados (hasta que esté dorada).

11. Use una espátula para mezclar la carne con lo que hay en la sartén.

12. Añada 1 cucharadita de sal marina, tomates triturados, pasta de tomate y jarabe de arce. No cocine toda la carne todavía.

13. Revuelva y cocine de 30 minutos a una hora, dependiendo de cuando la salsa comience a hacer burbujas.

14. Según el sabor, añada más sal marina.

15. Vierta sobre los espaguetis de calabaza con albahaca fresca.

Información nutricional:

- Por porción: 300 Calorías

- 12 gramos de grasa total

- 2 gramos de grasa saturada

- 0 gramos de grasa trans

- 0 gramos de colesterol

- 1.82 gramos de Sodio

- 40 gramos Total Carbohidratos

- 9 gramos de fibra dietética

- 13 gramos de Azúcares

- 8 gramos de Proteína

Rollitos de Primavera con Salsa de Lima y Maní

Ingredientes:

- ½ taza de mantequilla de maní cremosa sin sal
- ¼ taza y 1 cucharada de agua tibia
- 2 cucharadas de jugo de limón recién exprimido
- 1 cucharada + 1 cucharadita de salsa de soja.
- 1 cucharada de vinagre de arroz
- 2 cucharaditas de raíz de jengibre fresca rallada
- 1 cucharadita de salsa sriracha
- 2 onzas de fideos secos de arroz integral
- 8 envoltorios redondos de papel de arroz integral
- 1 libra de gambas cocidas (desvenadas y peladas)
- 1.5 tazas de col roja cortada en rodajas finas
- 1 rebanada grande de pimiento morrón naranja/amarillo/rojo en tiras finas
- 1 aguacate maduro deshuesado y cortado en rodajas
- Hojas de lechuga roja
- Hojas de cilantro fresco
- Hojas de menta fresca

Preparación:

- Combine todos los ingredientes en el tazón de un pequeño procesador de alimentos (batidora, licuadora), y luego comience a mezclar hasta que la mezcla esté suave (si la mezcla) es demasiado espesa, experimente agregando una cucharadita de agua y vuelva a mezclar.

- Agregue sal y pimienta

- Hierva el agua en una olla grande y cocine los fideos de arroz integral (según las instrucciones del paquete).

- Escurra el exceso de agua dejando que se enfríe.

- Llene un tazón grande con agua caliente.

- Remoje el papel de arroz integral en agua caliente durante 15 segundos.

- Ponga de 3 a 4 mitades de seis gambas en fila, cortándolas hacia arriba en el centro del papel de arroz, dejando de 1 a 1,5 pulgadas a cada lado de las gambas.

- Ponga los fideos de arroz cocidos encima de las gambas.

- Añada los ingredientes de la col roja desmenuzada, 2 o 3 tiras de pimiento morrón, dos rebanadas de hoja de aguacate y lechuga baby, y cilantro fresco (en ese orden).

- Doble la mitad inferior de la envoltura (papel de arroz integral) sobre el relleno, manteniéndola en su lugar.

- Enróllelo firmemente pero con cuidado para no rasgar el papel de arriba hacia abajo. (Repita para el resto).

- Sirva con mantequilla de maní cremosa como salsa para mojar.

Información nutricional:
- Por porción: 170 Calorías

- 9 gramos de grasa total
- 1.5 gramos de grasa saturada
- 0 gramos de grasas trans
- 20 miligramos de colesterol
- 440 miligramos de sodio
- 18 gramos de carbohidratos totales
- 2 gramos de fibra dietética
- 1 gramo de Azúcares
- 4 gramos de Proteína
- Vitamina A 30%.
- Vitamina C 8%.
- Calcio 2%
- Hierro 4%

Tacos de pollo a la parrilla

- 1 libra de pechugas y muslos de pollo deshuesados y sin piel
- 2 cucharadas de condimento para tacos
- 3 dientes de ajo picados
- 3 cucharadas de aceite de oliva
- 8 hojas enjuagadas de lechuga romana
- 1 aguacate seco
- 1 tomate seco
- ¼ taza de cebolla picada
- ½ taza de cilantro sin empaquetar
- ½ taza de yogur griego / crema agria / mayonesa
- 1 jalapeño (opcional)
- ½ Jugo de limón
- Una pizca de sal

Preparación:

1. En un tazón grande o bolsa con cierre, agregue el pollo, 2 dientes de ajo, 1 cucharada de aceite de oliva y especias, y el condimento para tacos.

2. Refrigerar de 15 a 30 minutos (puede durar hasta 24 horas).

3. Saque el pollo (sólo) y caliéntelo en una sartén de 9 a 10 minutos por cada lado a fuego medio-alto.

4. Coloque la lechuga romana, el aguacate, el tomate y la cebolla (deje algunos de los elementos

mencionados para adornar) en un procesador de alimentos (licuadora, batidora, etc.) durante 1 minuto (hasta que esté cremosa).

5. Ponga en capas los envoltorios de lechuga con el pollo y los ingredientes sobrantes (sin ponerlos en la licuadora). Rocíe con la mezcla mezclada. Sirva

Información nutricional:

- Por porción: 185 Calorías

- 6.2 gramos de grasa total

- 2.5 gramos de grasas saturadas

- 0.1 gramos de grasas trans

- 1.6 gramos de grasas poliinsaturadas

- 1.6 gramos de grasas monoinsaturadas

- 28 miligramos de colesterol

- 601 miligramos de sodio

- 213 miligramos de Potasio

- 19 gramos de carbohidratos totales

- 1.2 gramos de fibra dietética

- 1.3 gramos de Azúcares

- 13 gramos de Proteína

- Vitamina A 3,9%.

- Vitamina C 0,3%.

- Calcio 9.2%

- Hierro 8,7 %.

Ensalada de calabacín y remolacha

Ingredientes:

- 2 cucharadas de aceite de oliva virgen extra
- 3 dientes de ajo picados
- 16 onzas de calabaza
- 1 remolacha pequeña
- ½ cucharadita de salsa de soja
- ½ cucharadita de sal
- 1/8 cucharadita de pimienta negra molida
- 2 cucharadas de jugo de limón recién exprimido
- 1 cucharadita de aceite de sésamo
- 3 cucharadas de hojas de cilantro picadas

Preparación:

1. Antes de empezar, caliente la sartén a fuego alto.

2. Añada el aceite de oliva virgen extra y cueza durante 15 segundos.

3. Apague el fuego y agregue el ajo y las semillas de ajonjolí a la sartén.

4. Deje que se enfríe a temperatura ambiente.

5. Mientras tanto, recorte los extremos de la calabaza y la remolacha.

6. Utilice un espiralador de verduras (máquina cortadora de verduras).

7. Coloque los fideos de calabacín y los fideos de remolacha en tazones **separados.**

8. Agregue el aceite de ajo enfriado a los fideos de calabacín y mezcle suavemente hasta que el aceite esté uniformemente cubierto sobre los fideos.

9. Refrigere ambos tazones de fideos.

10. Después de enfriar, bata todos los ingredientes del aderezo, excepto las hojas de cilantro.

11. Mezcle suavemente con los fideos de calabacín (ambos) y las hojas de cilantro. Listo para servir.

Información nutricional:

- Por porción: 280 calorías

- 16 gramos de grasa total

- 3.5 gramos de grasas saturadas

- 0 gramos de grasas trans

- 0 miligramos de Colesterol

- 110 miligramos de sodio

- 1031 miligramos de Potasio

- 25 gramos de carbohidratos totales

- 6 gramos de fibra dietética

- 10 gramos de Azúcares

- 11 gramos de Proteína

- Calcio 19%.

- Hierro 28%

Pizza de Portobello

- 6 cabezas de champiñones Portobello (tallos retirados, lavados y secados con una toalla de papel)

- 2 cucharadas de aceite de oliva extra virgen

- 2 cucharaditas de ajo picado

- 6 cucharaditas de condimento italiano/ mezcla de hojas de orégano y albahaca

- ¾ tazas de salsa para pizza (ajo y hierba)

- ½ tazas de mezcla de queso mozzarella/queso para pizza rallado reducido en grasas

- 30 pepperonis minis

- 6 rebanadas finas de cerezas/tomates de uva

- Sal y pimienta

Preparación:

- Antes de comenzar, ponga el horno a fuego alto y coloque la bandeja del horno en el medio del horno.

- Mezcle el aceite, el ajo y los condimentos en un tazón pequeño.

- Cepille el fondo de cada champiñón con la mezcla hecha y colóquelos en una bandeja de metal ligeramente engrasada.

- Llene cada champiñón con 2 cucharadas de la salsa de pizza por tapa, ¼ taza de queso mozzarella, 6 pepperonis minis y rodajas de tomate.

- Ase hasta que el queso se haya derretido y tenga un color dorado.

- Sirva y espolvoree con el resto de la mezcla de hojas de orégano y albahaca.

Información nutricional:

- Por porción: 215 Calorías

- 13 gramos de grasa total

- 6.5 gramos de grasas saturadas

- 0.4 gramos de grasas trans

- 1.1 gramos de grasas poliinsaturadas

- 4.3 gramos de grasas monoinsaturadas

- 36 miligramos de Colesterol

- 603 miligramos de sodio

- 502 miligramos de Potasio

- 11 gramos de carbohidratos totales

- 1.9 gramos de fibra dietética

- 4.7 gramos de Azúcares

- 14 gramos de Proteína

- Vitamina A 12%

- Vitamina C 2,7%.

- Calcio 25%

- Hierro 5%

Rollos de Sushi de Aguacate

- 80 gramos de arroz para sushi crudo
- 1 a 2 cucharadas de vinagre de arroz
- ½ cucharadas de azúcar
- 1 hoja de papel nori de algas marinas
- ½ Aguacate grande, desgranado y cortado en tiras
- ½ pimiento amarillo, sin semillas y cortado en tiras
- 1 a 2 hojas en rodajas de lechuga Iceberg
- 1 aguacate grande

Preparación:

1. Cocine el arroz para sushi de acuerdo con las instrucciones del paquete.

2. Coloque el arroz para sushi en un bol junto con el azúcar y el vinagre de arroz, y déjelo enfriar.

3. Corte el papel de algas por la mitad.

4. Coloca una capa de film plástico sobre una estera de bambú para evitar que el arroz se pegue.

5. Coloque el papel de algas sobre la estera de bambú, use una cuchara húmeda, añada la mitad del arroz sushi y reparta uniformemente sobre el papel de algas.

6. Voltee el arroz junto con el papel de algas.

7. Ponga las verduras (rebanadas) sobre el papel de algas.

8. Enrolle y presione suavemente el sushi en formas cuadradas. (Repita hasta que todo esté en orden).

9. Corte 1 aguacate grande por la mitad y raspe todo el interior.

10. El otro aguacate (0.5) debe ser cortado en rodajas, con cuidado y manteniendo su forma completa y luego esas rodajas deben ser movidas a la parte superior del rollo de sushi, y cubrirlas con la película adhesiva para presionar las rodajas de aguacate sobre los rollos con las otras.

11. Corte cada rollo en 8 piezas de sushi

12. Retire el film plástico y sirva con salsa de soja y wasabi.

Información nutricional:

- Por porción: 321 Calorías

- 11 gramos de grasa total

- 1.6 gramos de grasas saturadas

- 1.4 gramos de grasas poliinsaturadas

- 6.8 gramos de grasas monoinsaturadas

- 0 miligramos de Colesterol

- 34 miligramos de Sodio

- 422 miligramos de Potasio

- 51 gramos de carbohidratos totales

- 4.7 gramos de fibra dietética

- 0.3 gramos de Azúcares

- 6.5 gramos de proteína

- Vitamina A 2,3%.

- Vitamina C 10%.
- Calcio 1.1%
- Hierro 8.4%

Ensaladera Arco Iris

- 1 puñado de espinacas frescas
- 1 puñado de repollo rojo despalillado y picado
- 1 zanahoria pequeña rallada cruda
- 1 calabaza de bellota pelada, picada y asada
- 1 brócoli picado al vapor
- 1 cucharada de semillas de girasol
- 1 cucharada de semillas de calabaza
- ¼ de un aguacate en dados
- 1 Copos de algas marinas secas
- ¼ cucharada de agua
- 1 trozo grande de jengibre fresco pelado
- 3 cucharadas de tahini
- 2 cucharadas de sirope de arce puro
- 2 cucharadas de vinagre de sidra de manzana
- 1 cucharada de salsa de soja/tampari sin gluten

Preparación:

1. Mezcle las espinacas, la col rizada, la remolacha, la col roja, la zanahoria, la calabaza de bellota, el brócoli, las semillas, el aguacate y los copos de algas marinas en un procesador de alimentos (licuadora, batidora, etc.).

2. Mezcle en un tazón o por separado agregue el agua, el jengibre, el tahini, el jarabe de arce, la pasta de miso,

el vinagre de sidra de manzana, la salsa de soja y los tamaris sin gluten a la mezcla.

Sopa de calabaza con anacardo

Ingredientes:

- 1 cucharada de aceite/mantequilla
- ½ cebolla picada
- 1 cucharadita de sal kosher
- 2 dientes de ajo pelados y picados
- 4 tazas de caldo de pollo/verduras
- 15 onzas de caldo vegetal puro en lata
- ¼ cucharadita de cúrcuma molida
- ½ taza de anacardos asados
- ¼ taza de pimientos asados y salados para adornar
- 1 perejil seco para adornar (opcional)

Preparación:

1. Cocine las cebollas en aceite y mantequilla en la olla a fuego medio-alto hasta que estén transparentes.

2. Añada sal, pimienta y ajo picado - Cocine de 1 a 2 minutos.

3. Caliente a fuego medio-bajo, agregue el pollo/vegetal y la calabaza a la olla y revuelva.

4. Agregue la cúrcuma, la albahaca y el comino. Cocine a fuego lento y revuelva.

5. Agregue 2 tazas de sopa y ½ taza de anacardos a una licuadora durante 30 a 45 segundos (hasta que esté cremoso). Nota: Tome precauciones usando la licuadora. Es opcional añadir la mezcla de nuevo a la olla con trozos de cebolla para darle textura.

6. Dependiendo del sabor, agregue tanta sal y pimienta kosher como sea necesario.

7. Sirva en un tazón or tazones (dependiendo de cuánta sopa quede) y adornado con anacardos picados y perejil.

Arroz frito con coliflor

- 1 24 onzas de coliflor enjuagada
- 1 cucharada de aceite de ajonjolí
- 2 claras de huevo
- 1 huevo grande
- Una pizca de sal
- Aerosol de cocina
- ½ cebolla picada pequeña
- ½ taza de guisantes y zanahorias congelados
- 2 dientes de ajo picados
- 5 cebollines blancos picados
- 5 cebollines verdes picados
- 3 cucharadas de salsa de soja (opcional: añadir más para el sabor)
- Aerosol de cocina

Preparación:

1. Deje secar la coliflor.

2. Corte y coloque la mitad de la coliflor en un procesador de alimentos (batidora) hasta que tenga una textura como la del arroz. (Repita para el resto de la coliflor).

3. Mezcle el huevo, la clara de huevo y la sal en un bol.

4. Caliente una sartén grande a fuego medio y luego rocíe con aceite de cocina.

5. Añada la mezcla de huevo en la sartén. Asegúrese de que todos los lados estén bien cocidos.

6. Agregue el aceite de ajonjolí y cocine las cebollas y los cebollines blancos, los guisantes y las zanahorias **congelados durante** 3 a 4 minutos a temperatura media-alta.

7. Añada la coliflor, la salsa de soja y el arroz a la sartén.

8. Mezcle bien, luego tape y cocine de 5 a 6 minutos, revolviendo ocasionalmente la mezcla.

9. Cuando la coliflor esté un poco crujiente, añada el huevo, apague el fuego y mezcle con las hojas de cebollín. Sirva.

Información nutricional:

- Por porción: 241 calorías
- 11 gramos de grasa total
- 6.1 gramos de grasas saturadas
- 0.3 gramos de grasas trans
- 0.9 gramos de grasas poliinsaturadas
- 3.6 gramos de grasas monoinsaturadas
- 32 miligramos de colesterol
- 1033 miligramos de sodio
- 709 miligramos de Potasio
- 27 gramos de carbohidratos totales
- .7 gramos de fibra dietética
- 12 gramos de Azúcares
- 9.5 gramos de proteína

- Vitamina A 562
- Vitamina C 18%.
- Calcio 5.9%.
- Hierro 18%

Ensalada de Almendras y Cítricos

Ingredientes:

- 1/3 taza de jugo de naranja
- 2 cucharadas de vinagre de vino blanco
- 2 cucharadas de aceite vegetal
- 1 cucharada de miel
- 2 cucharaditas de jengibre fresco rallado
- ¼ cucharadita de sal
- 1/8 cucharadita de hojuelas de pimiento rojo
- 2 pomelos pelados y segmentados
- 2 naranjas peladas y segmentadas
- ¼ taza de cebolla roja picada
- 6 tazas de hojas de espinaca ligeramente cortadas en trozos pequeños
- 2/3 tazas de almendras tostadas en rodajas

Preparación:

1. Aplique el jugo, el vinagre, el aceite, la miel, el jengibre, la sal y las hojuelas de pimienta en una licuadora y mezcle.

2. Mezcle la fruta, la cebolla y el aderezo y deje la mezcla en un tazón por 10 minutos (hasta una hora).

3. Prepare cuatro platos con espinacas y añada una mezcla de frutas sobre cada plato.

4. Coloque las almendras (las proporciones se basan en su gusto) en una bandeja para hornear a 350 grados

Fahrenheit' y hornee de 5 a 10 minutos (hasta que las almendras estén ligeramente doradas).

5. Espolvoree las almendras sobre la comida y sirva.

Información nutricional

- Por porción: 170 Calorías
- 14 gramos de grasa total
- 0 gramos de grasas trans
- 0 miligramos de Colesterol
- 280 miligramos de Sodio
- 7 gramos de carbohidratos totales
- 3 gramos de fibra dietética
- 2 gramos de Azúcares
- 6 gramos de Proteína
- Vitamina A 0%.
- Vitamina C 0%.
- Calcio 8%
- Hierro 6%

Mini Quiche de Espinacas y Tomate

Ingredientes:

- 1 cucharada de aceite de oliva
- 2 tazas de hojas de espinacas frescas, recortadas y lavadas
- 4 huevos grandes
- 2/3 taza de crema espesa/leche/mitad de cada uno
- 1/3 taza de queso feta desmenuzado
- 1-2 tomates ciruelos cortados en cubitos
- 2 dientes de ajo picados
- Sal y pimienta negra recién molida
- 1 taza de harina para todo uso
- ½ cucharadita de sal
- ¼ taza de aceite de oliva
- ¼ taza de agua helada
- Plato para tartas de 9 a 10 pulgadas

Preparación:

1. Mezcle la harina y la sal en un bol mediano.
2. En otro recipiente, bata el aceite y el agua hasta que espese.
3. Vierta la harina de sal en el otro bol y mezcle de nuevo.
4. Coloque la masa en el molde y asegúrese de diluirla.

5. Ajuste el horno a 350 grados Fahrenheit, **luego después de calentarlo,** haga el relleno de quiche.

6. Extienda el queso feta en el fondo de la corteza.

7. Añada las espinacas y cocine hasta que se marchiten; después, esparza las espinacas sobre el queso.

8. Mezcle los huevos, el ajo, la nata y la leche, y sazone con sal y pimienta en un recipiente aparte.

9. Vierta esta mezcla sobre el queso feta y las espinacas.

10. Agregue los ingredientes de los tomates.

11. **Es Opcional** agregar otros ingredientes como pimienta molida y queso feta extra.

12. Rellene con la mezcla de quiche y hornee a 350 grados Fahrenheit durante 35 a 45 minutos hasta que esté completamente horneado y listo. Sirva.

Información nutricional:

- Por porción: 460 Calorías

- 34 gramos de grasa total

- 19 gramos de grasas saturadas

- 0 gramos de grasas trans

- 245 miligramos de colesterol

- 530 miligramos de sodio

- 25 gramos de carbohidratos totales

- 1 gramo de fibra dietética

- 4 gramos de Azúcares

- 15 gramos de Proteína

- Vitamina a 45%.

- Vitamina C 15%.
- Calcio 30%
- Hierro 15%

Sopa cremosa de champiñones

Ingredientes:

- 4 cucharadas de mantequilla
- 1 cucharada de aceite
- 2 cebollas picadas
- 4 dientes de ajo picados
- ½ libras de champiñones marrones frescos rebanados
- 4 cucharaditas de tomillo picado y dividido
- ½ taza de vino tinto/blanco Marsala
- 6 cucharadas de harina para todo uso
- 4 tazas de caldo de pollo bajo en sodio
- 1 a 2 cucharaditas de pimienta negra rajada
- 2 cubos de caldo de res desmenuzado
- 1 taza de crema espesa con media leche y media leche evaporada
- Perejil fresco picado y tomillo para servir

Preparación:

1. Coloque una olla grande a fuego medio-alto y cocine la mantequilla y el aceite hasta que se derrita.

2. Agregue las cebollas y cocine de 2 a 3 minutos.

3. Espolvoree la harina sobre los champiñones y mezcle bien y cocine por 2 minutos.

4. Ponga el fuego a fuego medio bajo y agregue sal, pimienta y cubos de caldo desmenuzados.

5. Tape la olla y deje cocer a fuego lento de 10 a 15 minutos. Revuelva de vez en cuando.

6. Ponga el fuego a fuego lento, luego agregue la crema espesa y la mitad de la mitad de la leche en la sartén y cocine hasta que la solución esté espesa.

7. Mezcle con el perejil y el resto del tomillo. Sirva.

Información nutricional:

- Por porción: 405 Calorías
- 34 gramos de grasa total
- 20 gramos de grasas saturadas
- 1.2 gramos de grasa Tran
- 1.7 gramos de grasas poliinsaturadas
- 9.8 gramos de grasas monoinsaturadas
- 92 miligramos de colesterol
- 173 miligramos de sodio
- 476 miligramos de Potasio
- 16 gramos de carbohidratos totales
- 2.4 gramos de fibra dietética
- 6.6 gramos de azúcar
- 5.3 gramos de proteína
- Vitamina A 67%.
- Vitamina C 19%
- Calcio 8.2%
- Hierro 8.4%

Sopa de Fideos Shirataki

Ingredientes:

- 2 paquetes de fideos shirataki
- 1.5 libras de muslo de pollo
- 2 tazas de caldo de pollo
- 2 tazas de agua
- 3 cucharadas de aceite de oliva
- 2 tallos de apio picado
- ½ de cebolla picada
- 2 dientes de ajo picados
- 3 cucharadas de aminoácido de coco
- ½ cucharadita de pimentón ahumado
- 1 cucharadita de pimienta negra
- 1 cucharadita de tomillo
- 1 cucharadita de polvo de caldo
- ½ cucharadita de pimienta de cayena (opcional)
- Sal
- Perejil y otras hierbas para adornar (opcional)

Preparación:

1. Lave el pollo y déjelo secar
2. Agregue el aceite a la olla instantánea y presione el botón de cocción.
3. Agregue el apio y revuelva por unos minutos más hasta que comience a ablandarse.

4. Agregue el pollo, el agua, el caldo de pollo, el pimentón ahumado, la pimienta negra, el tomillo, el polvo de caldo, la pimienta de cayena y la sal en la olla.

5. Ponga la olla instantánea en modo manual y cocine a alta presión durante 20 minutos.

6. Saque el pollo, desmenuce y vuelva a poner los trozos en la olla.

7. Añada el aminoácido del coco y la sal.

8. **Es Opcional** congelar los fideos antes de añadirlos.

9. Ponga la olla en modo salteado y añada los fideos shirataki.

10. Cocine a fuego lento durante 5 minutos.

11. Adorne con perejil con un toque decorativo personal.

Información nutricional:

- Por porción: 85 Calorías

- 4 gramos de grasa total

- 0.5 gramos de grasas saturadas

- 0 gramos de grasas trans

- 0 miligramos de Colesterol

- 305 miligramos de sodio

- 11 gramos de carbohidratos totales

- 5 gramos de fibra dietética

- 2 gramos de Azúcares

- 1 gramo de Proteína

- Vitamina A 0%.
- Vitamina C 3%.
- Calcio 4%
- Hierro 2%

Ensalada de Pollo BLT

Ingredientes:

- ½ taza de mayonesa
- 3 a 4 cucharadas de salsa de barbacoa
- 2 cucharadas de cebolla picada
- 1 cucharada de jugo de limón
- ¼ cucharadita de pimienta
- 8 tazas de hojas rotas de ensalada
- 2 tomates grandes picados
- ½ libras de pechugas de pollo sin piel (cocidas y cortadas en cubos)
- 10 tiras de tocino cocido y desmenuzado
- 2 huevos grandes duros cortados en rebanadas

Preparación:

1. Prepare un tazón, luego agregue y mezcle la mayonesa, la salsa de barbacoa, la cebolla, el jugo de limón y la pimienta. Cubra el recipiente y colóquelo en el refrigerador (hasta que esté a una temperatura fresca). Este será el vendaje.

2. Prepare otro tazón y agregue las ensaladas, luego los tomates, el pollo, el tocino y los huevos.

3. Agregue el contenido de la bola de aderezo al tazón grande.

Información nutricional:

- Por porción: 281 calorías

- 19 gramos de grasa
- 4 gramos de grasas saturadas
- 112 miligramos de colesterol
- 324 miligramos de sodio
- 5 gramos de carbohidratos
- 23 gramos de Proteína

Bistec con Chile Picante

- 4 libras de carne de res en cubos de 1 pulgada (cortada)

- 4 dientes de ajo picados

- ¼ taza de aceite de canola

- 3 tazas de cebolla picada

- 2 (¾) tazas de agua

- 2 tazas de apio en rodajas

- 3 latas (14 a ½ onzas cada una) de tomates cortados en cubos sin escurrir

- 2 latas (15 onzas cada una) de salsa de tomate (sin sal)

- 1 frasco (16 onzas) de salsa

- 3 cucharadas de chile en polvo

- 2 cucharaditas de comino molido

- 1 cucharadita de sal (opcional)

- 1 cucharadita de pimienta

- ¼ taza de harina para todo uso

- ¼ taza de harina de maíz amarillo

- Queso cheddar reducido en grasas rallado (opcional, para adornar)

- Crema agria reducida en grasas (opcional, para adornar)

- Cebollas de verdeo en rodajas (opcional, para adornar)

- Aceitunas maduras en rodajas (opcional, para adornar)

Preparación:

- Cocine el bistec y el ajo en una olla holandesa hasta que el color se vuelva dorado.

- Añada la cebolla y cocine por 5 minutos.

- Agregue agua y las 2 tazas (3/4) de agua y revuelva (hasta que las soluciones se combinen).

- Añada el apio, los tomates picados, la salsa de tomate sin sal, la salsa, el chile en polvo, el comino molido, la sal (opcional) y la pimienta, luego hierva.

- Después de hervir, reduzca el fuego (ya no hierve) y déjelo hervir a fuego lento durante 2 horas.

- Añada la harina, cocine y revuelva por 2 minutos.

- Una vez que espese, vierta una porción y adorne con los ingredientes opcionales.

Información nutricional:

- Por porción: 200 calorías (1 taza)

- 6 gramos de grasa

- 51 miligramos de Colesterol

- 247 miligramos de sodio

- 13 gramos de carbohidratos totales

- 3 gramos de fibra

- 7 gramos de Azúcares

- 22 gramos de Proteína

Ensalada de Tacos de Pollo

Ingredientes:

- 3 cucharaditas de chile en polvo
- 1 cucharadita de sal sazonada
- 1 cucharadita de pimienta
- ½ cucharadita de chipotle molido
- ½ cucharadita de pimienta
- ½ cucharadita de pimentón
- ¼ cucharadita de orégano seco
- ¼ cucharadita de hojuelas de pimiento rojo trituradas
- ½ libras de pechuga de pollo deshuesada y sin piel
- 1 taza de caldo de pollo
- 9 tazas de lechuga romana desgarrada
- Aguacate en rodajas (opcional, aderezos)
- Queso cheddar rallado (opcional, aderezos)
- Tomate picado (opcional, aderezos)
- Cebollas de verdeo rebanadas (opcional, aderezos)
- Aderezo para ensaladas Ranch (opcional, aderezos)
- Cocina Lenta

Preparación:

- Prepare un bol y añada todos los condimentos y mézclelos.
- Coge el pollo y póngalo en remojo con los condimentos.

- Ponga el pollo en la olla de cocción lenta y añada el caldo de pollo.

- Cocine a fuego lento durante 3 o 4 horas.

- Saque el pollo y déjelo enfriar.

- Prepare un plato con la lechuga romana y coloque el pollo encima.

Información nutricional:

- Por porción: 143 Calorías (3/4 de taza)

- 3 gramos de grasa total

- 1 gramo de grasa saturada

- 63 miligramos de colesterol

- 516 gramos de Sodio

- 4 gramos de carbohidratos totales

- 2 gramos de fibra

- 1 gramo de Azúcares

- 24 gramos de Proteína

Ensalada de jamón

- ¾ taza de mayonesa
- ½ taza de apio picado
- ¼ taza de cebollas verdes rebanadas
- 2 cucharadas de cebollino fresco picado
- 1 cucharada de miel
- 2 cucharaditas de mostaza marrón picante
- ½ cucharadita de salsa Worcestershire
- ½ cucharadita de sal sazonada
- 5 tazas de cubitos de jamón/pavo cocido
- 1/3 taza de nueces y almendras picadas, tostadas
- Panes deslizantes partidos (opcional)

Preparación:

1. Prepare un tazón con los ingredientes mencionados aquí: mayonesa, cebollas de apio, cebollines, miel, mostaza marrón, salsa Worcestershire y sal sazonada. Mézclalas.

2. Frote los ingredientes sobre el jamón/pavo y luego colóquelo en el refrigerador.

3. Una vez que se enfríe, añada las nueces y las almendras.

Información nutricional:

- Por porción: 254 calorías (1/2 taza de ensalada de jamón)

- 20 gramos de grasa total
- 3 gramos de grasas saturadas
- 43 miligramos de colesterol
- 1023 miligramos de sodio
- 4 gramos de carbohidratos totales
- 1 gramo de fibra
- 2 gramos de Azúcares
- 16 gramos de Proteína

Ensalada de pollo con tomate y melón

Ingredientes:

- 4 tomates (cortado en rodajas)
- 2 tazas de sandía sin semillas en cubos
- 1 taza de frambuesas frescas
- ¼ taza de albahaca fresca picada
- ¼ taza de aceite de oliva
- 2 cucharadas de vinagre balsámico
- ¼ cucharadita de sal
- ¼ cucharadita de pimienta
- 9 tazas de ensaladas mixtas rotas
- 4 (4 onzas cada una) de pechugas de pollo a la parrilla en rebanadas

Preparación:

- Prepare un tazón grande con tomates, sandía y frambuesas. Mézclelos.
- Prepare un tazón pequeño con la mezcla batida de albahaca, aceite, vinagre, sal y pimienta.
- Use la mezcla de la bolita para rociar el contenido del tazón más grande.
- Divida las verduras de la ensalada en 6 platos (o 1/6 si es una sola persona).
- Añada el contenido del bol grande como aderezo con el pollo sobre el plato. Listo para servir.

Información nutricional:

- Por porción: 266 calorías
- 13 gramos de grasa total
- 2 gramos de grasa saturada
- 64 miligramos de colesterol
- 215 miligramos de sodio
- 15 gramos de carbohidratos totales
- 4 gramos de fibra
- 9 gramos de Azúcares
- 26 gramos de Proteína

Bocadillos de Focaccia

Ingredientes:

- 1/3 taza de mayonesa
- 1 lata (4 y 1/4 onzas) de aceitunas maduras escurridas y picadas
- 1 pan de focaccia partido (unas 12 onzas)
- 4 hojas de romano
- ¼ libra de jamón deli
- 1 pimiento rojo dulce mediano (cortado en anillos)
- ¼ Pavo de charcutería cortado a la libra
- 1 tomate grande, en rodajas finas
- ¼ libra de salami en rodajas finas
- 1 frasco (7 onzas) de pimientos rojos dulces asados y escurridos
- 4 a 6 rebanadas de queso provolone

Preparación:

- Prepare un tazón pequeño con mayonesa y aceitunas.
- Use eso para untar sobre la **mitad inferior** del pan.
- Ponga el resto de los ingredientes en capas y luego coloque el pan encima.
- Corte en 24 trozos.

Información nutricional:

- Por porción: 113 calorías
- 6 gramos de grasa

- 2 gramos de grasa saturada
- 13 miligramos de colesterol
- 405 miligramos de sodio
- 9 gramos de carbohidratos totales
- 1 gramo de Azúcares
- 1 gramo de fibra
- 5 gramos de Proteína

RECETAS PARA LA CENA

Hamburguesas de Carne de Res a la parrilla con Champiñones

Ingredientes:

- 4 onzas de champiñones en rodajas
- 1 libra de solomillo molido 90% magro
- 2 cucharadas de aceite de oliva
- 1/8 cucharadita de pimienta negra
- ¾ de cucharaditas de sal kosher dividida
- 1/3 de taza de pepino picado dividido
- ¼ taza de leche entera sin sabor/Yogur griego
- 2 cucharadas de ajo asado picado (aproximadamente 4 dientes grandes)
- 1 cucharada de jugo de limón fresco
- 1 cucharada de perejil fresco picado de hoja plana
- 8 hojas grandes de lechuga
- 4 rodajas de tomate heirloom
- 4 rodajas de cebolla roja

Preparación:

1. Antes de comenzar, caliente la parrilla a temperatura media-alta a 450 grados Fahrenheit.

2. Coloque los champiñones en un procesador de alimentos (licuadora, batidora) y procese hasta que estén picados durante 1 minuto.

3. Mezcle los champiñones y el solomillo molido, el aceite, la pimienta y 3/8 de cucharadita de sal en un tazón mediano; forme suavemente 4 hamburguesas (4 pulgadas) y colóquelas en una bandeja metálica con papel de pergamino (papel para hornear, para que no se pegue).

4. Mezcle el pepino, el yogur de ajo, el perejil, el jugo de limón y la sal restante de 3/8 de cucharadita en un tazón pequeño.

5. Coloque los platos para cada par de hojas de lechuga (4 platos). Agregue los ingredientes de cada una con una hamburguesa, rodaja de tomate, rodaja de cebolla roja y 1 cucharada de la mezcla en el tazón pequeño. Sirva.

Información nutricional

- Por porción: 304 Calorías
- 19 gramos de grasa total
- 6 gramos de grasas saturadas
- 11 gramos de grasas insaturadas
- 26 gramos de Proteína
- 7 gramos de carbohidratos
- 1 gramo de fibra
- 3 gramos de Azúcares
- 0 gramos de azúcares añadidos
- 447 miligramos de sodio
- Calcio 6%

- Potasio 20%.

Risotto de coliflor con champiñones

Ingredientes:

- 5 cucharadas de aceite de oliva
- 10 onzas de champiñones cremini frescos en rodajas
- 6 onzas de cebolla picada
- 2 cucharaditas de hojas de tomillo fresco
- 2 cucharaditas de ajo picado
- 24 onzas de coliflor
- ¼ taza de vino blanco
- 1 taza de agua
- ½ taza de caldo vegetal sin sal
- ½ cucharadita de sal kosher
- ¼ cucharadita de pimienta negra
- 2 onzas de queso parmesano rallado y dividido

Preparación:

1. Caliente ½ del aceite de oliva en una sartén grande puesta a medio-alto.

2. Añada la mitad de los champiñones. Revuelva mientras se cocina durante 5 minutos (hasta que los champiñones muestren un cambio de color: marrón).

3. Saque los champiñones de la sartén y coloquelos en un plato. (Repita los pasos de cocción del aceite de oliva y los champiñones con los ingredientes restantes).

4. Ponga el fuego a medio, luego agregue la cebolla, el tomillo, el ajo y el aceite restante (se recomiendan 2 cucharadas).

5. Añada el vino y continúe revolviendo y cocine por 90 segundos.

6. Añada la coliflor, el agua y el caldo a la olla. Revuelva de nuevo.

7. Cocine mientras cubre la cacerola. De vez en cuando, revuelva. Durará unos 10 a 12 minutos

8. Apague el fuego, luego mezcle desde el cazo hasta la licuadora y mezcle durante 15 segundos.

9. Saque la mezcla de la licuadora y viértala de nuevo en el cazo y caliéntela a fuego medio.

10. Agregue el puré de coliflor, los champiñones, la sal, la pimienta y la taza de queso ¼.

11. Cocine y revuelva hasta que el queso se derrita con la textura de la crema (tardará aproximadamente 1 minuto).

12. Espolvoree uniformemente con la taza de queso restante ½ y adorne con hojas de tomillo y sirva.

Información nutricional:

- Por porción: 245 calorías

- 19 gramos de grasa

- 60 miligramos de colesterol

- 7 gramos de carbohidratos

- 2 gramos de fibra dietética

Huevos en el Purgatorio

- ¼ taza de aceite de oliva
- 5 dientes de ajo machacados
- Pimienta recién molida
- sal kosher
- ½ cucharadita de hojuelas de pimiento rojo trituradas
- 20 onzas de tomates cherry
- 1 manojo de acelgas (se recomienda arco iris)
- 6 huevos grandes
- 4 rebanadas finas de pan
- 1 limón
- Sal marina escamosa o sal kosher
- Un puñado de hojas de albahaca

Preparación:

1. Caliente el aceite de oliva en una sartén mediana o sartén a temperatura media-alta.

2. Cuando el aceite hierva a fuego lento, añada el ajo y sazone generosamente con sal kosher y pimienta negra.

3. Cocine y revuelva hasta que el ajo se esté dorando por los bordes, durante 2 minutos.

4. Agregue las hojuelas de pimiento rojo, luego agregue los tomates y cocine mientras los da vuelta. (hasta

que los tomates parezcan gordos) y algunas de las cáscaras empiecen a separarse por unos 2 minutos.

5. Ponga el fuego a medio. Cocine mientras cubre la olla. Revuelva cada dos minutos para evitar que se peguen. Haga esto por 5 minutos.

6. Después/Mientras tanto (dependiendo de si puede hacer varias tareas al mismo tiempo que revuelve cada 2 minutos) quite las hojas de los tallos de acelgas y rómpalas en los tamaños que prefiera en un tazón mediano.

7. Ponga el fuego a medio-bajo después de que la mezcla de tomate muestre un efecto burbujeante, rompa un huevo en diferentes áreas de la salsa de tomate como en los estados de un país (cada uno con su área).

8. Añada sal y pimienta a los huevos, luego cúbralos y cocínelos de 4 a 6 minutos.

9. Tueste el pan hasta que esté crujiente.

10. Rocíe el pan con aceite y frote el pan con limón (sin pelar), y espolvoree sal marina sobre el pan.

11. Vierta el jugo de limón sobre las verduras y añada albahaca, aceite, sal kosher y pimienta negra y mézclelos.

12. Saque cada huevo de la sartén con cuidado (manteniendo el huevo intacto) y póngalo en un bol, luego sazone con la salsa y la sal marina. Adorne con ensalada y tostadas a los lados.

Información nutricional:

- Por porción: 197 Calorías

- 11.6 gramos de grasa total

- 3 gramos de grasas saturadas
- 6 gramos de grasas monoinsaturadas
- 1.4 gramos de grasas poliinsaturadas
- 112 miligramos de ácidos grasos Omega-3 totales
- 1233 miligramos de ácidos grasos Omega-6 totales
- 215 miligramos de colesterol
- 431 miligramos de sodio
- 14. Gramos de carbohidratos totales
- 3.4 gramos de fibra dietética
- 4.3 gramos de Azúcares
- 10.5 gramos de proteína
- Vitamina A 11%.
- Vitamina C 27%.
- Vitamina D 4%.
- Vitamina E 10%.
- Riboflavina 20%.
- Niacina 7%.
- Folato 19
- Vitamina B-6 15%.
- Vitamina B-12 12
- Hierro 14

Espagueti Calabaza con Gambas

- 2.5 libras de espaguetis de calabaza.

- ½ cucharadas de mantequilla sin sal

- ½ cucharadas de aceite de oliva cucharadita de pimienta roja triturada

- 3 dientes de ajo picados

- 8 onzas de gambas crudas grandes peladas y desvenadas

- 5 onzas de espinacas frescas

- 3/8 de cucharadita de sal kosher.

- Aerosol de cocina

Preparación:

1. Caliente el horno a 375 grados Fahrenheit, recorte los extremos de la calabaza espagueti.

2. Corte la calabaza de espagueti en 1 ½ círculos mientras quitas las semillas.

3. Rocíe los círculos de la bandeja de metal con rocío de cocina.

4. Hornee a 375 grados Fahrenheit durante 45 minutos

5. Deje que se enfríe.

6. Corte a través de cada círculo y ábralo ligeramente para alcanzar las mechas.

7. Rasca con cuidado las hebras de calabaza de espaguetis.

8. Caliente la mantequilla y el aceite en una sartén a media altura.

9. Añada la pimienta y el ajo, deje que se cocine durante 30 segundos y revuelva.

10. Añada los camarones y cocine por 2 minutos.

11. Añada las espinacas y revuelva hasta que vea signos de marchitamiento.

12. Finalmente, agregue las hebras de calabaza de los espaguetis y espolvoree un poco de sal, luego revuelva suavemente para combinar. Sirva.

Información nutricional:

- Por porción: 210 calorías

- 20 gramos de grasa total

- 7 gramos de grasas saturadas

- 0 gramos de grasas trans

- 228 miligramos de colesterol

- 1544 miligramos de Sodio

- 10 gramos de carbohidratos totales

- 2 gramos de fibra dietética

- 3 gramos de Azúcares

- 26 gramos de Proteína

Ensalada de bistec con coles de

Bruselas

Ingredientes:

- 1 cucharada de café en grano molido
- ¾ cucharadita de sal kosher dividida
- ¾ cucharadita de pimienta negra dividida
- 1 libra de bistec
- ¼ taza de aceite de oliva
- 1 cucharada de vinagre de sidra de manzana
- 2 cucharaditas de mostaza Dijon
- 1 cucharadita de miel
- 3 tazas de coles de Bruselas ralladas
- 1/3 taza de nueces tostadas picadas
- 1 onza de queso azul desmenuzado

Preparación:

1. Caliente una grande a fuego medio-alto.
2. En un tazón, mezcle el café, 5/8 cucharadita de sal y ½ cucharadita de pimienta en un tazón pequeño.
3. Espolvoree la mezcla sobre el bistec y presione la mezcla sobre el bistec para que se adhiera.
4. Agregue 1 cucharada de aceite a la sartén.
5. Agregue el filete y cocine sin moverlo hasta que el fondo forme una corteza durante 3 minutos.

6. Voltee el bistec y cocine hasta que un termómetro insertado en la porción más gruesa registre 120 grados Fahrenheit durante 6 a 7 minutos, luego apague el fuego.

7. El vinagre, la mostaza de miel con el aceite de oliva restante y la pimienta y la sal se deben batir juntos en un tazón grande.

8. Agregue las coles de Bruselas, la nuez y el queso azul, luego revuelva para obtener una buena mezcla. La comida está lista.

Datos nutricionales:

- Por porción: 427 Calorías

- 31 gramos de grasa total

- 7 gramos de grasas saturadas

- 21 gramos de grasas insaturadas

- 593 miligramos de sodio

- 9 gramos de carbohidratos totales

- 4 gramos de fibra dietética

- 3 gramos de azúcar

- 29 gramos de Proteína

- 8% de Calcio

- Potasio 7

Sushi con Arroz de Coliflor

Ingredientes:

- 1 cabeza de coliflor

- 1 cucharada de aceite de oliva

- Sal marina

- 4 onzas de atún

- 2 cucharadas de mayonesa de aguacate

- 2 cucharaditas de Sriracha

- 1 pepino pequeño

- ½ Aguacate

- 2 hojas de nori

- Jengibre encurtido

- Wasabi

- Aminos de coco

Preparación:

1. Caliente el horno a 425 grados Fahrenheit

2. Pique la coliflor en trozos lo suficientemente pequeños como para ponerlos en el procesador de alimentos y mezcle cada porción durante 2 segundos.

3. Esparza en una hoja de aluminio forrada con papel de aluminio para hornear y rocíe con aceite de oliva.

4. Tuéstela en el horno durante 30 minutos, revolviéndola de vez en cuando.

5. Pique el atún y mézclelo con mayonesa, sriracha y sal.

6. Corte el pepino en tiras (se recomienda que sea largo) y también corte el aguacate en rodajas.

7. Ponga un trozo de nori en su estera y cúbralo con arroz con un hueco de 1 pulgada a un lado.

8. Coloque la cobertura en el lado opuesto de donde se hace el hueco de 1 pulgada.

9. Enrolle el sushi a un lado con el espacio y córtelo en 6 u 8 piezas.

10. Adorne con amino de coco, jengibre encurtido y wasabi.

Información nutricional:

- 2 gramos de grasa total
- 440 miligramos de proteína
- 15 miligramos de colesterol
- 16 gramos de carbohidratos totales
- 1 gramo de fibra dietética
- 4 gramos de azúcar
- 7 gramos de Proteína
- 440 gramos de Sodio

Salteado de naranja, tofu y pimiento morrón

Ingredientes:

- ¼ taza de aceite de canola di
- 5 cucharadas de almidón de maíz
- 14 onzas de tofu empacado en agua extra firme que se escurre y se corta en cubos de 3 a 4 pulgadas.
- ½ taza de jugo de naranja fresco
- 1 taza de cebolla amarilla cortada en rodajas finas
- 1 taza de pimiento verde en rodajas
- 1 taza de pimiento rojo en rodajas
- 1 cucharada de ajo cortado en rodajas finas
- ½ cucharadita de cáscara de naranja rallada
- ½ cucharadita de pimiento rojo triturado
- 3 cucharadas de salsa de soya reducida en sodio
- 1 cucharada de vinagre de arroz sin sazonar
- 1 cucharadita de azúcar moreno claro
- ½ cucharadita de sal kosher
- 2 de 8.8 onzas de arroz integral precocido

Preparación:

1. Agregue 3 cucharadas de aceite en una sartén y cocine a fuego medio-alto.
2. Agregue ¼ una taza de maicena y tofu en un tazón.

3. Agregue el tofu a una sartén y cocine por 8 minutos, luego retire el tofu de la sartén.

4. Agregue el resto de la maicena y el jugo de naranja a un tazón pequeño y mezcle.

5. Caliente el aceite restante en una sartén a fuego medio-alto.

6. Agregue la cebolla y los pimientos en una sartén y cocine por 5 minutos, luego agregue el ajo, la corteza de naranja y el pimiento rojo machacado y cocine por un minuto.

7. Agregue la mezcla de antes en el tazón con el jugo de naranja y la maicena a la sartén y hierva.

8. Arregle los platos, y cada plato debe tener ½ taza de arroz.

9. Revuelva el tofu y luego agregue los ingredientes del tofu y las espolvoreas de cilantro.

Información nutricional:

- Por porción: 219 calorías

- 555 miligramos de sodio

- 8 gramos de grasa total

- 25 gramos de carbohidratos

- 1 gramo de fibra dietética

- 17 gramos de Azúcares

- 11 gramos de Proteína

- Vitamina A 23%.

- Vitamina C 108

- Calcio 8%

- Hierro 11

Sopa de tomate cremosa con patatas fritas de parmesano

Ingredientes:

- ¼ taza de aceite de oliva extra virgen
- ¾ taza de cebolla picada
- 1/3 taza de zanahoria picada
- 6 dientes de ajo grandes machacados
- 2 cucharadas de pasta de tomate
- 15 onzas de latas de tomates asados sin sal
- 1 taza de caldo vegetal orgánico
- 1/3 de taza de mitad y mitad
- 3/8 cucharadita de sal kosher
- ½ taza de panko integral
- 2 onzas de queso Parmigiano-Reggiano rallado
- ½ cucharadita de pimentón
- ¼ cucharadita de comino molido
- 1/8 cucharadita de pimiento rojo molido

Preparación:

1. A fuego medio-alto, caliente el aceite de oliva en una cacerola grande.

2. Ponga la cebolla, la zanahoria y el ajo y cocine por 5 minutos.

3. Aplique pasta de tomate, tomates y caldo.

4. Cuando hierva a fuego lento, cocine por 6 minutos más.

5. Agregue sal

6. Vierta la mezcla en una licuadora y mézclela durante unos 30 segundos, y la receta estará lista.

Información nutricional:

- Por porción: 326 Calorías

- 20 gramos de grasa total

- 6 gramos de grasas saturadas

- 14 gramos de grasas insaturadas

- 653 miligramos de sodio

- 28 gramos de carbohidratos

- 4 gramos de fibra

- 11 gramos de Azúcares

- Calcio 16%

- Potasio 7

Tortas de Atún Crujientes

Ingredientes:

- ½ taza de avena
- 1 huevo grande, ligeramente batido
- 2.6 onzas de atún blanco en agua
- 1 cucharadita de mostaza de Dijon
- 2 cucharaditas de perejil fresco picado (opcional para añadir más tarde para la decoración)
- ½ cucharadita de cáscara de limón rallada
- 1/8 de cucharadita de sal kosher
- 1/8 de cucharadita de pimienta negra recién molida
- ¼ cucharadita de ajo en polvo
- 2 cucharaditas de aceite de oliva
- 2 tazas de rúcula
- 2 cucharadas de jugo de limón fresco dividido
- 1 cucharada de humus

Preparación:

1. Ponga la avena en el procesador de alimentos y pulse por 10 segundos - luego añádala a un tazón.

2. Mezcle con huevo, atún, mostaza, cucharaditas de perejil, cáscara de limón, sal, pimienta y ajo en polvo.

3. Llene 1/3 de la taza medidora seca con la mezcla de atún. Invierta sobre la superficie de trabajo; dé una palmadita suave en una hamburguesa de ¾ pulgadas de grosor.

4. Repita con el resto de la mezcla de atún.

5. Caliente el aceite en una sartén grande a fuego medio.

6. Agregue las tortas de atún a la sartén y cocine de 3 a 4 minutos por cada lado.

7. Coloque la rúcula en un plato y mézclela con una cucharada de jugo de limón.

8. Sirva con perejil fresco picado (opcional).

Información nutricional:

- Por porción: 423 Calorías

- 20 gramos de grasa total

- 4 gramos de grasas saturadas

- 614 miligramos de sodio

- 33 gramos de carbohidratos totales

- 6 gramos de fibra dietética

- 2 gramos de azúcar

- 30 gramos de Proteína

- Calcio 9%

Albóndigas de pollo y sopa de verduras

Ingredientes:

- Aerosol de cocina
- ½ libras de pollo molido
- 2/3 de taza de panko (pan rallado japonés)
- 1 cucharadita de sal kosher dividida
- 1 cucharadita de orégano seco
- 3 onzas de queso parmesano, rallado y dividido (aproximadamente ¾ taza)
- 1 diente de ajo mediano desmenuzado
- 2 cucharadas de aceite de canola
- 3 tazas de zanahoria en rodajas
- 2 tazas de cebolla blanca picada
- ½ tazas de apio picado
- 8 tazas de caldo de pollo sin sal
- 1 cucharadita de pimienta negra recién molida
- 2 hojas de laurel
- 12 onzas de espinaca fresca

Preparación:

- Caliente el horno a 400 grados Fahrenheit de antemano.
- Coloque una lámina en una bandeja metálica y cúbrala con aerosol de cocina.

- Agregue y mezcle el pollo, el panko, ¼ cucharadita de sal, el orégano, la mitad del queso, el ajo y el huevo.

- Forme albóndigas (2 cucharadas cada una), luego coloque las albóndigas en una sartén con el calor a 400 grados Fahrenheit durante 15 minutos.

- Aumente el fuego a alto para que hierva de 2 a 3 minutos (hasta que las albóndigas estén ligeramente doradas).

- Mientras tanto, caliente el horno a fuego medio y agregue las zanahoria, la cebolla y el apio. Cocine por 10 minutos mientras revuelve.

- Agregue y mezcle el caldo, las hojas de laurel con pimienta y el resto de la sal **en la sartén**.

- Ase y luego reduzca el fuego y déjelo hervir a fuego lento por 15 minutos.

- Agregue y revuelva las espinacas en la sartén.

- Cuando las albóndigas estén listas, añádalas a la sartén.

- Apague el fuego y agregue las albóndigas, después espolvoree el queso sobre ellas.

Información nutricional:

- Por porción: 190 Calorías

- 2.8 gramos de grasa total

- 0.7 gramos de grasa saturada

- 0.7 gramos de grasas poliinsaturadas

- 0.8 gramos de grasas monoinsaturadas

- 102.2 miligramos de colesterol

- 344.7 miligramos de Sodio

- 656.1 miligramos de Potasio
- 10.6 gramos de carbohidratos totales
- 2.3 gramos de fibra dietética
- 2 gramos de Azúcares
- 28.3 gramos de proteína
- Vitamina A 16,6%.
- Vitamina B-12.1%.
- Vitamina B-6 30,9%.
- Vitamina C 10,7%.
- Vitamina D 2,5%.
- Vitamina E 1,9%.
- Calcio 4.2%
- Cobre 4.3%
- Folato 10.4
- Hierro 10.8%
- Magnesio 10.2%
- Manganeso 9.9%.
- Niacina 55,9%.
- Ácido pantoténico 9,0
- Fósforo 24,1%.
- Riboflavina 10,2%.
- Selenio 27,6%.
- Tiamina 7,7%.
- Zinc 7.6%

Calabacines Rellenos

- 4 calabacines grandes (3 libras)

- Aerosol de cocina

- 1 taza de cebolla picada

- 8 onzas de salchicha italiana de pavo caliente

- 3/8 cucharadita de sal kosher dividida

- ½ onzas de trozos pequeños de granos enteros

- 5 onzas de trozos pequeños de queso mozzarella fresco

- 2 ½ cucharaditas de aceite de oliva

- 2 tazas de tomates cherry cortados por la mitad

- ¼ de albahaca en rodajas (se recomienda cortarla en rodajas finas)

Preparación:

1. Antes de comenzar, caliente la parrilla a temperatura alta.

2. Consiga 2 tazas de pulpa de calabacín quitándola de la cáscara y aplicándola en un recipiente (uno que pueda usarse para microondas).

3. Cubra con plástico, coloque las mitades de calabacín (cáscaras) en el microondas y ponga el microondas a temperatura alta durante 4 minutos.

4. Caliente una sartén grande a fuego medio-alto, luego cubra la sartén con rocío de cocina.

5. Agregue la cebolla y la salchicha a una sartén y revuelva (se recomienda que el removedor desmenuce la salchicha).

6. Añada la pulpa de calabacín a la sartén y las mitades de calabacín en una **sartén de gelatina**.

7. Agregue ¼ una cucharadita de sal a la primera sartén y vierta la mezcla en las mitades de calabacín.

8. Mezcle el pan en un procesador de alimentos (hasta que todo lo que queda del pan sean migas).

9. Agregue 2 onzas de queso y una cucharadita de aceite y mézclelos también.

10. Ase de 1 a 2 minutos (hasta que el queso se derrita y las migas muestren un cambio de color; dorar).

11. Cuando esté listo, agregue la mezcla de pan y queso como cobertura a las mitades de calabacín (cáscaras).

12. Con el resto, mezcle las 3 onzas de queso, tomates, albahaca, 1/8 de cucharadita de sal restante, 1 cucharadita de aceite, vinagre y pimienta restante en un tazón pequeño, luego vierta la mezcla en las mitades de calabacín. Sirva.

Información nutricional:

- Por porción: 216.3 Calorías

- 8.8 gramos de grasa total

- 46 miligramos de Colesterol

- 487 miligramos de sodio

- 7.4 gramos de carbohidratos totales

- 1.9 gramos de fibra dietética

- 23.8 gramos de proteína

Chile sin Frijoles Bajo en

Carbohidratos

Ingredientes:

- 2 cucharadas de aceite de oliva
- 2 tazas de granos de maíz fresco
- 1 cebolla amarilla grande picada
- 1 pimiento rojo grande picado
- 2 chiles medianamente picados
- 1 cucharada de chile jalapeño picado
- 1 cucharada de ajo picado
- 16 onzas de carne molida magra redonda
- 2 cucharadas de pasta de tomate (las que no tienen sal)
- 1 cucharada de salsa de adobo
- 1 cucharada de chile oscuro en polvo
- 2 cucharaditas de orégano seco
- 15 onzas de salsa de tomate en lata (una sin sal)
- 14.5 onzas de tomates en cubos enlatados (el que no tiene sal)
- 1 taza de caldo de pollo sin sal
- ¼ cucharadita de sal kosher
- 1 cucharada de jugo de limón fresco
- 1 aguacate maduro grande

- Algunas rebanadas de cilantro fresco dejan trozos de lima (tanto como sea necesario)

Preparación:

1. Antes de comenzar, caliente la olla a fuego medio-alto.

2. Agregue, revuelva y cocine el maíz, la cebolla, el pimiento rojo, el poblano y el jalapeño en el horno por unos 10 minutos. (Remueva sólo de vez en cuando).

3. Agregue la carne molida y cocine por 7 minutos (hasta que la carne esté desmenuzada).

4. Agregue la pasta de tomate, la salsa de adobe, el comino, el chile en polvo y el orégano y cocine y revuelva por 1 minuto.

5. Agregue la salsa de tomate, los tomates picados, el caldo de pollo y la sal.

6. Hierva a alta temperatura y luego ponga a hervir a fuego lento, poniendo el horno a fuego medio-bajo durante 20 minutos. (Remueva de vez en cuando).

7. Apague el horno.

8. Agregue el jugo de limón y revuelva en la mezcla.

9. Después de eso, divida el chile en 6 tazones y rellene las rebanadas de aguacate. Ahora está listo para servir (opcional para adornar con hojas de cilantro y trozos de limón).

Información nutricional:

- Por porción: 325 Calorías

- 17 gramos de grasa total

- 6 gramos de grasas saturadas

- 87 miligramos de colesterol

- 404 miligramos de sodio
- 232 miligramos de Potasio
- 14 gramos de carbohidratos totales
- 2 gramos de fibra dietética
- 6 gramos de azúcar
- 27 gramos de Proteína
- Vitamina A 12%
- Vitamina C 37%.
- Calcio 14%.
- Hierro 18%

Chuletas de cerdo con pistacho

Ingredientes:

- 4 onzas de chuletas de cerdo
- ½ cucharadita de sal kosher
- ½ cucharadita de pimienta negra
- ¼ taza de maicena
- 1 huevo batido grande
- 1 cucharada de agua
- ¾ taza de pistachos tostados, salados y picados
- 2 cucharadas de romero fresco picado
- 2 cucharadas de aceite de oliva dividido
- 1/8 cucharadita de pimienta de cayena
- 4 tazas de rúcula
- 2 cucharadas de jugo de limón

Preparación:

1. Espolvoree sal kosher y pimienta negra sobre las chuletas de cerdo y deje que las chuletas se empapen en la maicena.

2. En un recipiente, agregue el huevo y el agua y sumerja en las chuletas.

3. Añada los pistachos asados salados y romero y cubra las chuletas.

4. Caliente 1 cucharada de aceite de oliva y pimienta de cayena en una sartén.

5. Añada las chuletas a la sartén y cocine por 3 minutos de cada lado (hasta que el color de las chuletas cambie a marrón).

6. Agregue la rúcula, el jugo de limón y una cucharada de aceite de oliva en un tazón.

7. Saque las chuletas y sírvalas con el plato de ensalada.

Información nutricional:

- Por porción 399 Calorías
- 25 gramos de grasa total
- 5 gramos de grasas saturadas
- 18 gramos de grasas monoinsaturadas
- 421 miligramos de sodio
- 16 gramos de carbohidratos totales
- 3 gramos de fibra dietética
- 3 gramos de azúcar
- Calcio 12%

Salmón asado con especias y coliflor asada

Ingredientes:

- 1 cucharada de aceite de oliva
- 1 cucharadita de comino molido dividido
- ¾ cucharadita de sal kosher
- 1/8 cucharadita de pimienta negra recién molida
- 4 tazas de ramilletes de coliflor
- ¼ taza de cilantro fresco picado
- ¼ taza de pasas doradas
- 1 cucharada de jugo de limón fresco
- ½ cucharadita de cilantro molido
- 1/8 cucharadita de pimienta inglesa molida
- 4 ½ onzas de filetes de salmón (con piel y aproximadamente 1 pulgada de grosor)
- Aerosol de cocina
- 4 rodajas de limón

Preparación:

1. Antes de comenzar, caliente el horno a 450 grados Fahrenheit.

2. En un recipiente grande, agregue el aceite de oliva, ½ cucharadita de comino molido, ¼ cucharadita de sal, y pimienta negra y mezcle en ramilletes de coliflor (para cubrir la coliflor).

3. En una bandeja de metal, coloque la coliflor y hornee de 18 a 20 minutos a una temperatura de 450 grados Fahrenheit (hasta que la coliflor esté dorada y suave).

4. Use la mezcla para cubrir la coliflor recién horneada. Sirva.

Información nutricional:

- Por porción: 270 Calorías
- 11 gramos de grasa total
- 2 gramos de grasa saturada
- 8 gramos de grasas poliinsaturadas
- 455 miligramos de sodio
- 840 miligramos de Potasio
- Calcio 5%

Pastel de carne con lino

Ingredientes:

- ½ taza de cebolla rallada
- ¼ taza de linaza
- ½ cucharadita de sal kosher
- ½ cucharadita de pimienta negra
- 1 libra de solomillo molido 90% magro
- 1 diente de ajo rallado
- 1 huevo grande
- 1/3 taza de ketchup orgánico
- Aerosol de cocina

Preparación:

1. Antes de comenzar, calienta el horno a 375 grados Fahrenheit.

2. Mezcle el huevo, el ajo rallado, la pimienta de solomillo molida, la sal, la linaza molida y la cebolla en un tazón grande.

3. Rocíe el aerosol de cocina en una bandeja de metal y forre un papel de aluminio en la bandeja.

4. Déle forma a la mezcla hasta obtener un pan de 8 por 4 pulgadas en la bandeja y agregue ketchup orgánico en el pan.

5. Hornee a 375 grados Fahrenheit durante 40 minutos.

6. Cuando esté listo, corte el pan de carne en 8 rebanadas. La comida está lista.

Información nutricional:

- Por porción: 291 calorías

- 16 gramos de grasa total

- 5 gramos de grasas saturadas

- 589 miligramos de sodio

- 11 gramos de carbohidratos

- 2 gramos de fibra dietética

- 6 gramos de azúcar

- 26 gramos de Proteína

- Calcio 5%

Salmón asado con azúcar moreno, calabacin y "fideos" de hinojo

Ingredientes:

- Aerosol de cocina
- 6 onzas de filetes de salmón
- ¾ cucharadita de sal kosher
- 5/8 de cucharadita de pimienta negra molida recién dividida
- 3 cucharadas de azúcar moreno oscuro
- 1 (12 onzas de) calabacín grande pelado
- 1 hinojo pequeño sin corazón y cortado en rodajas (finas)
- 1 cucharada de eneldo fresco picado
- 2 cucharaditas de corteza de naranja rallada
- ¼ taza de jugo de naranja fresco
- 2 cucharaditas de jugo de limón fresco

Preparación:

1. Antes de comenzar, caliente la parrilla a temperatura media-alta y luego cubra con rocío de cocina.

2. Sobre una superficie plana, coloque los filetes y espolvoree ¼ cucharadita de sal y ¼ cucharadita de pimienta, luego frote los filetes con azúcar moreno.

3. Coloque los filetes en la parrilla durante 3 minutos por cada lado.

4. Apague el fuego y use un pelador de verduras para formar cintas de calabacín.

5. Añada ½ cucharadita de sal en las 3/8 cucharaditas restantes de pimienta, calabacín, hinojo, eneldo, cáscara de naranja y jugos en 4 tazones (divida en partes iguales).

6. Añada el filete como ingrediente y sirva.

Información nutricional:

- Por porción: 325 Calorías
- 10 gramos de grasa total
- 2 gramos de grasa saturada
- 3 gramos de grasas poliinsaturadas
- 3 gramos de grasas monoinsaturadas
- 90 miligramos de colesterol
- 480 miligramos de sodio
- 19 gramos de carbohidratos totales
- 13 gramos de Azúcares
- 38 gramos de Proteína

Piccata de Pollo

- 8 muslos de pollo sin piel y deshuesados (aproximadamente 1 libra ½)

- ½ cucharadita de sal kosher dividida

- ½ cucharadita de pimienta negra recién molida.

- 3 cucharadas de aceite de oliva

- ½ taza de vino blanco

- 2 cucharadas de alcaparras escurridas

- 4 dientes de ajo machacados

- 1 ramita de tomillo fresco

- ¾ taza de caldo de pollo sin sal

- ½ cucharadas de zumo de limón fresco

- 1 cucharada de mantequilla sin sal

- 2 cucharadas de perejil fresco picado de hoja plana

Preparación:

1. Prepare un plato y espolvoree ¼ cucharadita de sal y toda la pimienta sobre el pollo.

2. Prepare una sartén con 1 cucharada de aceite, luego y el pollo a la sartén, y cocine por 5 minutos de cada lado.

3. Después de eso, agregue el vino, ajo y tomillo a la sartén y cocine por 2 minutos.

4. Añada el resto de la sal y el aceite y el caldo a la sartén y deje hervir.

5. Después de que la mezcla hierva, reduzca el fuego a medio, y cocine por 8 minutos.

6. Apague el fuego, añada el jugo de limón y la mantequilla y revuelva.

7. Espolvoree perejil en el plato y sirva.

Información nutricional:

- Por porción: 321 Calorías
- 18 gramos de grasa total
- 7 gramos de grasas saturadas
- 224 miligramos de sodio
- 259 miligramos de Potasio
- 87 miligramos de colesterol
- 8 gramos de carbohidratos totales
- 1 gramo de azúcar
- 25 gramos de Proteína
- Vitamina A 9%.
- Vitamina C 16%.
- Calcio 3%
- Hierro 14

Salchicha con queso, brócoli y guiso de quinoa

Ingredientes:

- 2 ½ tazas de agua
- 2 tazas de quinoa enjuagada y escurrida
- 1 ½ cucharada de aceite de oliva
- ½ taza de cebolla amarilla picada
- ½ taza de zanahorias picadas
- 4 onzas de salchicha de pollo picada
- 6 tazas de flores de brócoli fresco picado
- ½ taza de queso cheddar rallado y afilado
- ¼ taza de harina para todo uso
- 2 cucharadas de mantequilla sin sal
- 3 dientes de ajo picados
- 2 tazas de leche entera
- 2 tazas de caldo de pollo bajo en sodio
- 1 taza y 2/3 taza de queso cheddar rallado picante
- ½ cucharadita de tomillo seco
- ½ cucharadita de sal kosher
- ½ cucharadita de pimienta negra
- Una pizca de hojuelas de pimiento rojo
- ½ taza de pan rallado

- 1/3 taza de queso mozzarella rallado
- 3 cacerolas quintas (13x9) pulgadas
- Aerosol de cocina

Preparación:

1. Antes de comenzar, caliente el horno a 400 grados Fahrenheit.

2. Prepare una sartén grande con 1 cucharada de aceite de oliva y caliéntela a fuego medio.

3. Agregue la cebolla, la zanahoria y la salchicha de pollo a la sartén y cocine de 5 a 7 minutos. (hasta que las verduras se ablanden y la salchicha cambie de color a marrón).

4. Mientras se cocina la mezcla, prepare un tazón (uno que se pueda usar en el microondas) con agua y brócoli. Cubra el recipiente (con algo transparente) y colóquelo dentro del microondas. Cocine en el microondas por 4 a 5 minutos (notará vapor en la tapa, lo que ayudará a determinar si está listo).

5. Escurra el brócoli del agua que ha remojado y añádalo a un bol grande aparte.

6. Tome la mezcla de la sartén y viértala en el tazón grande con el brócoli (deje algo de la mezcla líquida en la sartén para su uso posterior).

7. Añada la mantequilla y el ajo a la sartén, mézclelos con el líquido restante y caliéntelos a temperatura media de cocción hasta que la mantequilla se derrita,

8. Añada la harina y bata hasta que la harina no quede más.

9. Añada la leche y el caldo de pollo.

10. Deje hervir a fuego lento y luego cocine y bata por 2 a 4 minutos. (La mezcla se verá espesa)

11. Añada el tomillo, la sal, la pimienta y las hojuelas de pimienta roja a la sartén y revuelva.

12. Añada 1 taza de queso cheddar, bata para derretir el queso en la salsa.

13. Añada la quinoa cocida a un tazón grande para mezclar con los demás ingredientes cocidos.

14. Prepare una cazuela y rocíela con aerosol de cocina antiadherente y añada ½ de la mezcla en la sartén al plato (La mezcla restante en la sartén puede ir en la nevera para una segunda comida '¡hasta 3 meses!'). Espolvoree ½ taza de queso cheddar.

15. Añada pan rallado panko, 2/3 de taza de queso cheddar y 1/3 de taza de queso mozzarella a la mezcla (ahora llamada cacerola) en el con el resto de ½ cucharadita de aceite de oliva.

16. Hornee la mezcla durante 18 a 20 minutos (la cacerola cambiará de color ligeramente a marrón con la formación de burbujas).

Información nutricional:

- Por porción: 296 Calorías

- 13 gramos de grasa total

- 5 gramos de grasas saturadas

- 2 gramos de grasas poliinsaturadas

- 399 miligramos de sodio

- 48 miligramos de Colesterol

- 28 gramos de carbohidratos totales

- 4 gramos de fibra dietética

- 4 gramos de Azúcares

- 17 gramos de Proteína

Jugo de Zanahoria

Ingredientes:

- Zanahorias
- 1 manzana
- Media naranja
- Medio jengibre

Preparación:

1. Prepare una licuadora y mezcle las zanahorias.
2. (Opcional) Agregue el resto de los ingredientes opcionales para una bebida desintoxicante.

Beneficios:

- Quemar grasa a través de la secreción biliar
- Mantener una buena visión
- Ralentiza el envejecimiento
- Previene el cáncer, las enfermedades cardíacas y la diabetes

Jugo de Amla

Ingredientes:
- Amla (tanto como sea necesario)

Preparación:
1. Exprima las amlas en una taza/ Use un procesador de alimentos para sacar el jugo de las amlas

Beneficios:
- Acelera el metabolismo (aumenta la velocidad a la que su cuerpo cambia)

Jugo de Granada

Ingredientes:
- Granadas (tantas como sean necesarias)

Preparación:
- Use un procesador de alimentos para hacer jugo con las granadas.

Beneficios:
- Alto contenido de fibra (que ayuda a quemar grasa).

Jugo de Karela

- Karela (tanto como sea necesario)

- Lave y corte las karelas.

- Prepare una licuadora y mezcle las karelas picadas.

- Estimula el hígado para secretar ácidos (Aumenta el metabolismo).

Jugo de Piña

Ingredientes:
- Piña (tanto como sea necesario)

Preparación:
- Piel y piña cortada.

- Prepare una licuadora y mezcle las piñas cortadas.

Beneficios:
- Quema el exceso de grasa estomacal

Jugo de sandía

Ingredientes:
- Sandía

Preparación:
- Corte y pele la sandía.
- Mezcle en una licuadora.

Beneficios:
- Ayuda a quemar grasa

Nueces y Almendras

Ingredientes:
- Cualquier tipo de nueces

Preparación:
- Prepare un bol y vierta los ingredientes.

Beneficios:
- Quema grasa para digerirlas.

Conclusión

Al final, la mayoría de los alimentos son beneficiosos si se toman de la manera correcta. También es bueno combinar los alimentos para obtener el máximo los nutrientes. Por muy necesarias que sean nuestras necesidades para pasar el día con el estómago satisfecho, una elección incorrecta en la dieta puede llevarnos por un largo camino equivocado que puede provocar problemas más graves. En este libro, usted ha aprendido a ser más saludable comiendo alimentos sabrosos, lo cual es excelente para principiantes como usted. Recuerde regular su ingesta de frutas y vegetales riesgosos, especialmente los ácidos.

Palabras finales

Gracias de nuevo por comprar este libro.

Realmente esperamos que este libro sea capaz de ayudarle.

El siguiente paso es que se inscriba en nuestro boletín de noticias por correo electrónico para recibir actualizaciones sobre los próximos lanzamientos de nuevos libros o promociones. Puede inscribirse gratuitamente y como bono, también recibirá nuestro libro "7 Errores de ejercicio que no sabe que está cometiendo". Este libro de bonificación desglosa muchos de los errores más comunes en el campo del fitness y desmitificará muchas de las complejidades y la ciencia de ponerse en forma. El hecho de tener todo este conocimiento y ciencia del fitness organizado en un libro que se puede poner en práctica le ayudará a comenzar en la dirección correcta en su viaje de fitness. Para unirse a nuestro boletín de noticias por correo electrónico gratuito y obtener su libro gratuito, por favor visite el enlace y regístrese: www.effingopublishing.com/gift

Por último, si le ha gustado este libro, entonces nos gustaría pedirle un favor, ¿sería tan amable de dejar una reseña para este libro? Sería muy apreciado. Gracias y buena suerte en su viaje.

Acerca de los coautores

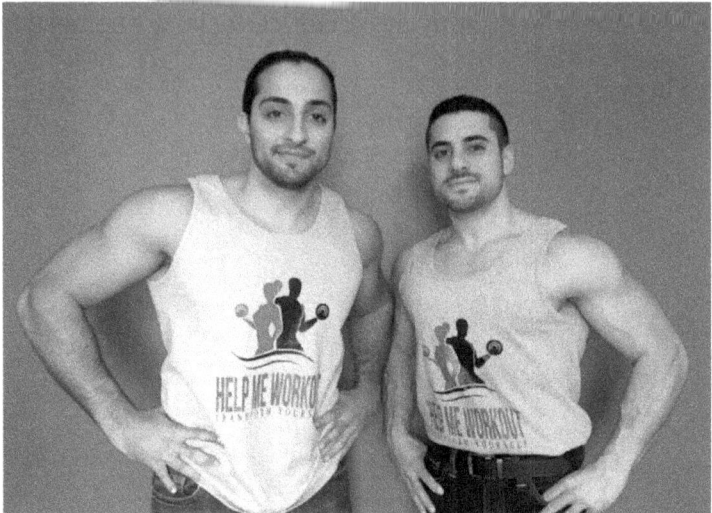

Nuestro nombre es Alex y George Kaplo; ambos somos entrenadores personales certificados de Montreal, Canadá. Empezaremos diciendo que no somos los tipos más grandes que conocerá y que este nunca ha sido nuestro objetivo. De hecho, empezamos a trabajar para superar nuestra mayor inseguridad cuando éramos más jóvenes, que era nuestra autoconfianza. Puede que esté pasando por algunos retos ahora mismo, o puede que simplemente quiera ponerse en forma, y sin duda podemos relacionarnos.

Para nosotros, siempre nos interesó el mundo de la salud y el bienestar físico y queríamos ganar algo de músculo debido a las numerosas intimidaciones que sufrimos en nuestra adolescencia. Nos imaginamos que podemos hacer algo con respecto al aspecto de nuestro cuerpo. Este fue el comienzo de nuestro viaje de transformación. No teníamos ni idea de por dónde empezar. Nos preocupamos y temimos a veces que otras personas se burlaran de nosotros por hacer los ejercicios de manera incorrecta. Siempre deseábamos tener un amigo que nos guiara y que pudiera mostrarnos las cuerdas.

Después de mucho trabajo, estudio e innumerables ensayos y errores. Algunas personas empezaron a notar cómo nos poníamos en forma y cómo empezábamos a formar un interés entusiasta en el tema. Esto hizo que muchos amigos y caras nuevas se acercaran a nosotros y nos pidieran consejos sobre el acondicionamiento físico. Al principio, parecía extraño cuando la gente nos pedía que les ayudáramos a ponerse en forma. Pero lo que nos hizo seguir adelante fue cuando empezaron a ver cambios en su propio cuerpo y nos dijeron que era la primera vez que veían resultados reales. A partir de ahí, más gente siguió viniendo a nosotros, y nos hizo darnos cuenta de que después de tanto leer y estudiar en este campo, nos ayudaba, pero también nos permitía ayudar a los demás. Hasta ahora, hemos entrenado a numerosos clientes que han logrado algunos resultados bastante sorprendentes.

Hoy en día, ambos somos dueños y operamos este negocio editorial, donde traemos a autores apasionados y expertos para que escriban sobre temas relacionados con la salud y el acondicionamiento físico. También tenemos un negocio de fitness en línea y nos encantaría conectarnos con usted invitándole a visitar el sitio web en la página siguiente y suscribiéndose a nuestro boletín de noticias por correo electrónico (incluso recibirá un libro gratuito).

Por último, si está en la posición en la que estuvimos una vez y quieres algo de orientación, no dude en preguntar... ¡estaremos allí para ayudarle!

Sus entrenadores,

Alex y George Kaplo

Descargar otro libro gratis

Queremos agradecerle por la compra de este libro y ofrecerle otro libro (tan largo y valioso como este libro), "Errores en la salud y el acondicionamiento físico que no sabe que está cometiendo", completamente gratis.

Visite el siguiente enlace para inscribirse y recibirlo:

www.effingopublishing.com/gift

En este libro, desglosaremos los errores más comunes en materia de salud y fitness, que probablemente esté cometiendo ahora mismo, y revelaremos cómo puede ponerse fácilmente en la mejor forma de su vida.

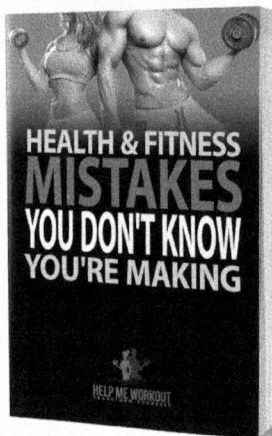

Además de este valioso regalo, usted también tendrá la oportunidad de recibir nuestros nuevos libros gratis, participar en sorteos y recibir otros valiosos correos electrónicos de nuestra parte. De nuevo, visite el enlace para registrarse:

 www.effingopublishing.com/gift

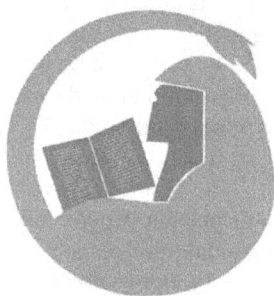

EFFINGO
Publishing

Para más libros visite:

EffingoPublishing.com

www.ingramcontent.com/pod-product-compliance
Lightning Source LLC
Chambersburg PA
CBHW050728030426
42336CB00012B/1470